W0292856

Vagus

Nerv

für Anfänger

Entdecken Sie jetzt Ihren fantastischen Selbstheilungsnerv, der Ihnen hilft, Ihre unerträgliche Migräne, Ängste und Depressionen zu überwinden

Bonus: 45 Vagus Nerv Übungen

Janette Meerer

Alle Ratschläge in diesem Buch wurden vom Autor und vom Verlag sorgfältig erwogen und geprüft. Eine Garantie kann dennoch nicht übernommen werden. Eine Haftung des Autors beziehungsweise des Verlags für jegliche Personen-, Sach- und Vermögensschäden ist daher ausgeschlossen.

Vagus Nerv
Copyright © 2020 Janette Meerer

Alle Rechte, insbesondere das Recht der Vervielfältigung und Verbreitung der Übersetzung, vorbehalten. Kein Teil des Werkes darf in irgendeiner Form (durch Fotokopie, Mikrofilm oder ein anderes Verfahren) ohne schriftliche Genehmigung des Verlages reproduziert oder unter Verwendung elektronischer Systeme gespeichert, verarbeitet, vervielfältigt oder verbreitet werden.

Auflage 1 2020

Über die Autorin

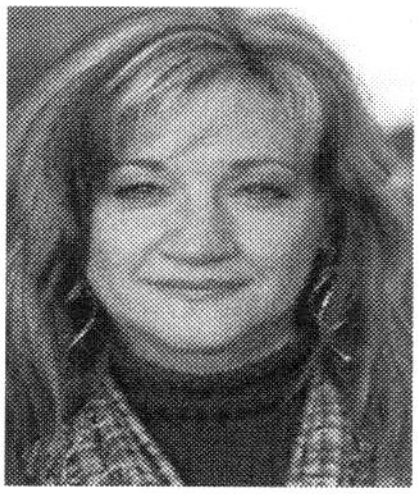

Janette Meerer ist nicht nur Autorin, um Wissen zu vermitteln – Sie ist mit ganzem Herzen dabei. Die 49-Jährige Preventions-Beraterin hat schnell gemerkt, worauf sie sich konzentrieren muss, um ihre innere Mitte zu finden und einen ausgeglichenen Lebensstil zu führen. Mittlerweile gehört Meditation zu ihrem täglichen Leben, fest integriert in den stressigen Alltag und das hektische Leben ihrer Heimatstadt Frankfurt. Die Gelassenheit, die für sie alltäglich ist, basiert auf viele Bücher, Erfahrungen und einem offenen Geist für Neues. Gerade dieser ist wichtig, um ständig weiter zu lernen und sich immer Neuem zu widmen und sich nach und nach zu öffnen und kennen zu lernen.

Janette Meerer erklärt auf eine sehr persönliche Weise ihren Bezug zur Spiritualität, den Glauben an das, was nicht sofort ersichtlich ist, um mit Liebe durch die Welt zu gehen. Noch heute ist sie dabei, alles an neuem Input aufzunehmen und stetig an das Gute im Menschen zu appellieren!

INHALT

Was Sie in diesem Buch erwartet

Der modernen Medizin haben wir es zu verdanken, dass wir fast jede Art von körperlicher und psychischer Beschwerde heilen oder zumindest lindern können. Ein kurzer Gang zur Apotheke reicht, um uns mit Kopfschmerztabletten, Salben für Rückenschmerzen oder Schlaftabletten zu versorgen. Sind unsere Schmerzen schlimmer, können wir uns von einem Arzt untersuchen lassen und darauf hoffen, dass er uns so schnell wie möglich von unserem Leiden befreit.

Dieser Umstand ist ein Privileg und wir sollten dankbar dafür sein, für so gut wie jeden Schmerz eine Pille oder eine Spritze bekommen zu können.

Allerdings ist über die Jahre ein wichtiger Faktor für das Bekämpfen von Beschwerden scheinbar in Vergessenheit geraten:

Die Selbstheilungskräfte – das Potenzial unseres Körpers, sich selbst zu stärken und so Schmerzen zu lindern oder sie erst gar nicht entstehen zu lassen. Eine große Rolle spielt dabei unser Nervensystem, insbesondere der Vagus Nerv.

Mit diesem Buch möchte ich Sie dazu ermutigen, Ihre eigenen Selbstheilungskräfte wieder zu entdecken. Ich schreibe in meiner Freizeit viele Bücher für eine ganzheitliche Heilung des Menschen, mit denen ich anderen helfen möchte. Der Grund dafür ist, dass ich vor nicht allzu langer Zeit selbst in einer tiefen Krise gesteckt habe und daher weiß, wie verzweifelt und allein man sich dann fühlt – egal, wie viel Unterstützung man von seinen Mitmenschen angeboten bekommt.

Vor fünf Jahren wurde meine Tochter aus dem Leben gerissen, plötzlich und viel zu jung. Ich fiel daraufhin in ein tiefes Loch, das so dunkel und so voller Schmerz war, dass ich ehrlich glaubte, nie wieder ein normales Leben führen zu können. Dazu kam, dass ich wenige Monate später in einen Autounfall verwickelt war und seitdem auch unter physischen Schmerzen litt. Ich hatte ständig Entzündungen, Hautprobleme, Verspannungen in den Muskeln und Migränen, gegen die ich scheinbar nicht ankämpfen konnte. Als viel schlimmer empfand ich jedoch den seelischen Schmerz. Depressionen und Ängste quälten mich Tag und Nacht, ich schlief kaum und wenn, dann nur sehr unruhig.

Die meiste Zeit kam ich nicht aus dem Bett und wollte mich der Welt nicht stellen, redete nur wenig und war ständig müde.

Dann gab es vereinzelte Tage, an denen ich mich auf einmal wieder fit fühlte, doch sobald ich in die Stadt fuhr oder mich mit Freunden traf, schlichen sich die negativen Gedanken wieder ein und ich bekam, jedes Mal unerwartet und unbegründet, Herzrasen, Schweißausbrüche und willkürliche Panikattacken. Diese Attacken erschöpften mich noch mehr. Eine Therapie und verschriebene Medikamente halfen zwar, aber oft war die Wirkung nicht von langer Dauer und ich fühlte mich trotzdem schlapp und gleichzeitig ständig gestresst.

Sie können sich sicher vorstellen, welcher großen Belastung ich damals ausgesetzt war und welche Belastung ich selbst für meine Lieben darstellte. Ich suchte immer verzweifelter nach Lösungen für meine Beschwerden und fand nichts Wirksames, bis ich schließlich auf einen Artikel über den Vagus Nerv stieß.

Ich las daraufhin unzählige Studien und Berichte über das Phänomen und konnte es kaum glauben – ein einziger Nerv, der so viele Dinge in uns steuert, einen solchen Einfluss auf uns hat? Ich war fasziniert und bemerkte schon bald, nachdem ich begonnen hatte, mein Nervensystem gezielt zu trainieren, dass ich viel ausgeglichener und ruhiger wurde. Zwar hatte ich anfangs noch oft depressive Phasen, doch ich konnte sie auf einmal viel besser erkennen und mit ihnen umgehen. Auch meine Verspannungen ließen nach und ich bekam immer seltener Schlafprobleme oder Migränen. Kurz gesagt: Ich hatte das Gefühl, mein inneres Gleichgewicht sei wiederhergestellt.

Mein Wissen über den fantastischen Selbstheilungsnerv Vagus möchte ich Ihnen nun weitergeben und Ihnen damit helfen, sollten auch Sie von Ängsten, innerer Unruhe und Schmerzen geplagt sein.

Der Vagus Nerv ist in seiner Komplexität und Signifikanz ein Meisterwerk der Natur und seine Stimulierung kann erwiesenermaßen bei einer Vielzahl von physischen und psychischen Problemen helfen. Er gilt als großer Nerv für Entspannung, Ruhe und Ausgeglichenheit und sollte daher von jedem studiert werden, der unter chronischen Schmerzen leidet und sich nicht noch mehr Medikamente verschreiben lassen will.

Es ist vollkommen menschlich, sich in schwierigen Lebensphasen einmal traurig und schlecht gelaunt zu fühlen. Häufen sich jedoch negative Gedanken, treten wir auf der Stelle und fühlen uns wie gelähmt, hat das schwere Folgen und es kann zu ausgeprägten Angststörungen bis hin zu Depressionen führen, wie es bei mir der Fall war.

Uns fällt es dann oft schwer, über unsere psychischen Probleme zu reden; wir fühlen uns missverstanden, es ist uns unangenehm oder wir wollen niemanden belasten. Der Drang, einfach ein Medikament zu nehmen und zu hoffen, das Problem auf diese Art schnell zu lösen, ist groß. Trotzdem fühlen wir uns nicht wohl damit, einfach Tabletten gegen unsere Ängste zu nehmen, und fürchten auch deren Nebenwirkungen. All diese Sorgen plagten auch mich.

Erkennen Sie sich in dieser Situation wieder? Dann ist dieser Ratgeber das Richtige für Sie. Natürlich sollten chronische Schmerzen und Ängste professionell behandelt werden, denn Selbstdiagnosen können gefährlich sein und so faszinierend der Vagus Nerv auch ist, seine Stimulierung ist kein Wundermittel für alles.

Trotzdem ist es möglich, durch gezielte Übungen Einfluss auf Beschwerden zu nehmen und Ihren Körper so auf natürliche Weise zu heilen.

Oft wird bei Behandlungen nämlich vergessen, dass die Nerven unseren gesamten Körper durchziehen und die Fehlfunktion eines großen Nervenstamms chronische Schmerzen verursachen kann.

In diesem Buch erfahren Sie, wie unser Nervensystem funktioniert, warum der Vagus Nerv eine so wichtige Rolle in unserem Leben spielt und wie Verdauungsprobleme, Migränen, Ängste, Atemnot und andere Leiden gelindert werden können.

Auf verständliche Weise erläutere ich Übungen, die leicht in den Alltag integrierbar sind und Ihren Vagus Nerv fördern, damit Sie schon bald einen Unterschied in Ihrem Leben spüren.

Ihre Gesundheit ist Ihr wichtigstes Gut. Ihr Körper begleitet Sie ein Leben lang, er ermöglicht Ihnen den Kontakt zu anderen und ist einzigartig. Versuchen Sie daher, ihn besser zu verstehen und auf seine Bedürfnisse zu achten; nur so erkennen Sie den Kern Ihrer Probleme und stellen Gleichgewicht zwischen Körper und Seele her.

Hätte ich früher gewusst, wie leicht man sein Nervensystem und damit das eigene Wohlbefinden unterstützen kann, wäre ich meine Leiden noch früher losgeworden. Diese Chancen können Sie jetzt ergreifen.

Wenn Ihnen mein Buch gefällt, würde es mir als "junge" Autorin übrigens sehr helfen, wenn Sie mich unterstützen und mir eine kleine Rezension hinterlassen würden. Nun viel Spaß beim Lernen!

Wie unser Nervensystem funktioniert

Um Ihren Beschwerden auf den Grund zu gehen, müssen Sie als Erstes verstehen, wie genau Ihr Körper arbeitet. Damit er überhaupt arbeiten kann, braucht er das Nervensystem, das sich wie ein Telefonnetz durch fast alle Bereiche und Körperteile zieht und wichtige Informationen weiterleitet. Widmen wir uns als Erstes dem Aufbau dieses komplexen und wunderbaren Netzes und seinen verschiedenen Unterteilungen.

ZENTRALNERVENSYSTEM & PERIPHERES NERVENSYSTEM

Zum einen gibt es die Unterteilung in das Zentralnervensystem und das periphere Nervensystem. Das Zentralnervensystem, kurz ZNS, besteht aus im Gehirn und Rückenmark liegenden Nervenstrukturen, die lebensnotwendig sind, denn sie kontrollieren das Zusammenspiel von Motorik und Körperhaltung, ermöglichen das Bewusstsein und die Denkfähigkeit sowie den Schlafrhythmus des Körpers. Außerdem reguliert das ZNS die lebensnotwendigen Vorgänge, wie die Atmung, und verarbeitet Informationen aus der Umwelt und auch aus dem Inneren des Körpers.

Letzteres ist nur durch das periphere Nervensystem möglich, welches mithilfe von zahlreichen Nervenfasern in jedem Muskel über die Sinneswahrnehmung Nachrichten an das ZNS weiterleitet. Nach Verarbeitung dieser Informationen schickt das ZNS dann Befehle zurück an die einzelnen Bereiche und eine Bewegung wird ausgeführt.

Diese faszinierenden Vorgänge finden jede Sekunde in unserem Körper statt, während wir nichts davon merken. Wir spüren einen Juckreiz am Bein und kratzen uns – dabei nehmen unsere Sinne den Juckreiz wahr, Nervenfasern senden die Informationen über den Reiz in Millisekunden zum Zentralnervensystem, dieses schickt die Informationen an das

Gehirn, wo sie verarbeitet werden und wo entschieden wird, dass wir den Juckreiz durch Kratzen der rechten Hand am besten beenden können, um dann den Befehl über das periphere Nervensystem an die Nervenfasern der Muskeln der rechten Hand zu schicken.

Der Informationsaustausch durch die Nervenfasern ist daher wichtig, weil so alle Körperfunktionen und Bewegungen gesteuert werden.

WILLKÜRLICHES & VEGETATIVES NERVENSYSTEM

Das Nervensystem kann außerdem noch in das willkürliche und vegetative Nervensystem eingeteilt werden. Diese unterscheiden sich in der Art, wie bewusst beeinflussbar sie sind. Das willkürliche Nervensystem, auch animalisches Nervensystem genannt, steuert Bewegungen und Vorgänge, die wir mit unseren Gedanken anreizen und koordinieren können. Dieser Wahrnehmungsanteil heißt motorisches System. Gleichzeitig unterliegt dem willkürlichen Nervensystem auch das sensorische System, also die Wahrnehmung unserer Umgebung durch die Sensorik. Sehsinn, Geruchssinn, Hörsinn, Geschmackssinn, Gleichgewichtssinn und Tastsinn tragen dazu bei, Reize aufzunehmen, über das willkürliche Nervensystem zu verarbeiten und die Umwelt so wahrzunehmen.

Besonders interessant wird es beim vegetativen bzw. autonomen Nervensystem. Das können wir nämlich nicht unserem Willen unterwerfen, es agiert also eigenständig. Vorgänge wie Atmung, Verdauung und Herzschlag werden von ihm gesteuert, ohne dass wir Einfluss darauf nehmen können.

Das vegetative Nervensystem ist aufgeteilt in den Sympathikus und Parasympathikus, die sich antagonistisch gegenüberstehen.

Der Sympathikus ist der Anspannungsnerv, der uns in Gefahrensituationen durch körperliche Signale warnt und erregt; unsere Pupillen weiten sich, unser Herzschlag wird beschleunigt, wir bekommen einen trockenen Mund, unser Gallenfluss wird gehemmt und eine Menge Adrenalin wird freigesetzt, um uns in Alarmbereitschaft zu versetzen. Außerdem erweitert der Anspannungsnerv unsere Bronchien und veranlasst die Kontinenz.

Auf diese Weise beeinflusst er vor allem die Muskulatur der Blutgefäße und Drüsen. Der Sympathikus fordert vom Körper quasi eine Leistungssteigerung des gesamten Organismus, insbesondere des Stoffwechsels, der Durchblutung und der Herztätigkeit.

So werden wir konzentrierter und sind bereit, uns jeder potenziellen Gefahr zu stellen. Die Handlungsbereitschaft des Körpers erhöht sich und wir sind zu Höchstleistungen fähig.

Im Gegensatz dazu ist der Parasympathikus des vegetativen Nervensystems ein Entspannungsnerv, der dafür sorgt, dass wir uns wohl fühlen und sich Zellen regenerieren können. Er regt die Verdauung an, verlangsamt den Herzschlag, fördert die Speichelproduktion, stimuliert den Gallenfluss, verengt die Bronchien und sendet so das Signal, das alles in Ordnung ist. Er ist zudem wichtig für den Metabolismus und sendet den Befehl zum Ausruhen, wenn wir uns ausgebrannt und erschöpft fühlen.

Erst, wenn der Parasympathikus gut arbeiten kann, ist der Körper in der Lage, seinen Haushalt zu regulieren und komplett herunterzufahren, um dann wieder volle Energie schöpfen zu können. Der Parasympathikus wird auch oft als „Herr der Nacht“ bezeichnet, weil er vor allem den Schlaf für das Auffüllen der Energiereserven braucht.

Der Parasympathikus beherbergt auch den Vagus Nerv. Er gehört also zu dem Teil des vegetativen Nervensystems, den wir nicht mit unseren Gedanken steuern können und der darüber entscheidet, wie gut wir uns entspannen und regenerieren können.

Warum gerade der Vagus Nerv so wichtig für das Nervensystem und unser gesamtes Wohlbefinden ist, erfahren Sie im nächsten Kapitel.

Die Bedeutung des Selbstheilungsnervs

Der Begriff Nervus Vagus leitet sich vom lateinischen vagari ab, was so viel wie „umherschweifen" bedeutet – ein passender Name, wenn man bedenkt, dass der Vagus Nerv für so gut wie alle inneren Organe verantwortlich ist. Aber wie genau macht er das?

AUFBAU & FUNKTION

Der Nervus Vagus, kurz Vagus genannt, ist einer der zwölf Hirnnerven des Menschen und hat den längsten Verlauf. Wie bereits erwähnt, ist er der größte Nerv des Parasympathikus und übernimmt viele Aufgaben.

Er entspringt im Gehirn, verläuft zusammen mit der Halsschlagader und der großen Halsvene den Hals entlang nach unten und bahnt sich seinen Weg durch den Brustkorb, vorbei an Herz, Lunge und Speiseröhre. Von dort aus erstreckt sich der Nerv bis zum Zwerchfell und in die Bauchregionen. Die gesamte Länge des Vagus ist gespickt von kleinen Nervenästen, welche die naheliegenden Organe mit Nährstoffen versorgen. Diese Aufzweigungen sind auch für Vorgänge verantwortlich, die der Körper bei gewissen Reizen automatisch ausführt.

Ein Beispiel dafür ist der Ramus auricularis, oder einfach Ohrast, der dafür sorgt, dass wir bei einer Reizung des äußeren Gehörgangs Husten müssen oder einen Würgereiz verspüren. Das haben Sie vielleicht schon einmal bemerkt, wenn Sie ein Ohrenstäbchen zu tief ins Ohr eingeführt und dann einen unangenehmen Hustenreiz gespürt haben, den Sie nicht unterdrücken konnten.

Wichtig ist auch das Nervengeflecht der Rachenäste, das die Rachenmuskulatur versorgt und für den Würg- als auch für den normalen Schluckreflex verantwortlich ist.

Der Vagus aktiviert neben der Rachen- auch die Kehlkopfmuskulatur und ist mit der Stimmritze verbunden, ermöglicht also zudem das Sprechen.

Die Herzäste des Vagus erhöhen die Kraft des Herzens nicht, das ist die Aufgabe des Sympathikus, dafür beeinflussen sie aber die Senkung der Herzschlagfrequenz. Genauso lebensnotwendig sind die Vagusfasern der Luftröhren- und Bronchialäste, die die Atmung regulieren und den Hustenreflex beeinflussen. Neben Herzfrequenz und Atmung steuert der Vagus auch noch den Blutdruck.

Ein deutscher Physiologe namens Otto Loewi entdeckte 1921 bei Experimenten mit Froschherzen, dass die Herzfrequenz durch den Vagus mithilfe einer Substanz gesenkt wurde, die er „Vagusstoff" nannte. Dieser Stoff war der erste von Wissenschaftlern entdeckte sogenannte Neurotransmitter und ist heute als Acetylochin bekannt. Acetylochin vermittelt zwischen Nervenenden und Muskelfasern und ist quasi ein körperinneres Beruhigungsmittel. Es ist an vielen entspannenden Mechanismen beteiligt und auch der Grund, warum Botox (meist in der Schönheitschirurgie eingesetzt) so gefährlich ist – es hemmt nämlich die Produktion dieses Neurotransmitters.

Im zentralen Nervensystem sorgt der „Vagusstoff" mitunter dafür, dass wir nach dem Aufwachen direkt aufmerksam sind und dass sich unsere Aufmerksamkeit den ganzen Tag über hält. Er unterstützt ebenfalls unsere Lern- und Erinnerungsfähigkeit.

Im Bauchraum befinden sich die Bauchäste des Vagus Nervs, deren Fasern die Organe Magen, Leber, Nieren, Dünndarm und einen großen Teil des Dickdarms versorgen. Sie nehmen auch Einfluss auf die

Gallenblase und die Bauchspeicheldrüse und halten unser Verdauungssystem durch die Förderung von Verdauungssekreten und Darmbewegungen auf Trab.

Der Vagus Nerv hilft dabei nicht nur, Informationen zur Versorgung an die Organe zu leiten, sondern er empfängt auch selbst körperinnere Reize und weiß von ihnen, was sie brauchen. Haben Sie beispielsweise etwas Schlechtes gegessen, nehmen die Nerven in Ihrem Magen das wahr und senden Signale an das Gehirn, das dann entscheidet, mit welcher Reaktion das Gift am schnellsten und gründlichsten entfernt werden kann. Der Vagus im vegetativen Nervensystem sorgt dann dafür, dass wir Symptome wie Brechreiz, Schwitzen, Herzrasen und schnelleres Atmen verspüren und eine Toilette aufsuchen.

Neben der Produktion von Schweiß- und Tränenflüssigkeit ist der „umherschweifende" Nerv auch noch am Orgasmus beteiligt und beeinflusst die Fruchtbarkeit. Des Weiteren brauchen wir den Vagus Nerv für unsere soziale Kompetenz; ist der Parasympathikus aktiviert und der Vagus gestärkt, neigen wir eher dazu, jemandem zuzulächeln, zuzunicken oder einen Ratschlag zu geben.

Es findet eine ständige Kommunikation zwischen der Außenwelt, den empfindlichen Organen und dem Nervensystem statt, von der wir nichts bewusst mitbekommen. Von allen Hirnnerven hat der Vagus am meisten Einfluss auf diese Kommunikation im Körper und damit auch auf die Psyche, schließlich ist er nicht nur mit den Organen, sondern auch mit dem Gehirn verbunden.

Übrigens: Es gibt eine sehr interessante Theorie über weitere Funktionen des Nervus Vagus. Sie stammt von Dr. Stephan Porges, einem amerikanischen Neurowissenschaftler und Professor für Psychiatrie und Biomedizintechnik in Chicago. Er behauptet, es sei zwischen einem vorderen und hinteren Teil des Vagus Nervs zu unterscheiden.

Der vordere Teil sei neben Selbstheilung und Verdauung auch für die Bereiche Kontakt, Kommunikation und Mimik zuständig, weil er durch eine isolierende Markscheide schneller reagieren kann.

Fühlt sich der vordere Teil des Vagus überfordert, übernimmt wieder der Sympathikus, der den Körper auf eine Kampf- oder Fluchtsituation einstellt.

Ist nun der Sympathikus auch überfordert, weil der Körper nicht schnell genug aus der Situation kommt und auch das Gehirn keine Lösung findet, übernimmt der hintere Teil des Vagus Nervs.

Dieser initiiert dann einen kompletten „Shutdown" des Körpers – das heißt, alle Vorgänge werden heruntergefahren, der Puls verlangsamt sich drastisch, der Blutdruck fällt, Magen und Darm werden eventuell geleert und man erstarrt oder fällt in Ohnmacht.

Dieser sogenannten Polyvagal-Theorie nach (übersetzt etwa „mehrere-Vagusnerven-Theorie) ist der Vagus also auch dafür verantwortlich, uns in brenzlichen Situationen totzustellen und so unser Überleben zu sichern. Ein Instinkt, der tief in uns verankert ist und noch einmal beweist, wie lebensnotwendig der Vagus Nerv für den Menschen ist.

FOLGEN EINES GESTÖRTEN VAGUS NERVS

Der Vagus Nerv ist also für viele wichtige Funktionen im Körper verantwortlich. Wenn er nicht richtig funktioniert, können eine Vielfalt von Symptomen auftreten, die manchmal auch Ärzte nicht sofort an die Unterfunktion eines Nervenstamms denken lassen.

Grundsätzlich gibt es zwei Hauptgründe, warum unser Vagus Nerv nicht richtig arbeitet. Der am häufigsten Vorkommende ist, dass der Parasympathikus unterdrückt wird und deswegen nicht richtig funktioniert. Wie bereits erklärt, ist der Parasympathikus für Entspannung und der Sympathikus für Anspannung verantwortlich.

Nun führen wir ja in der heutigen Zeit ein recht entspanntes Leben; wir müssen uns nicht mehr vor wilden Tieren retten oder auf die Jagd gehen, um zu überleben. Im Regelfall ist der Parasympathikus daher stärker ausgeprägt als der Sympathikus, vor allem dann, wenn wir schlafen oder tagsüber eine kleine Ruhepause einlegen. Der Sympathikus hat in diesen Momenten keinen Grund dazu, uns vor Gefahren zu warnen und unseren Überlebenstrieb zu wecken, stattdessen fährt der Körper herunter und entspannt sich.

Leider gibt es aber auch im 21. Jahrhundert Faktoren, die den Sympathikus anregen und uns in Alarmbereitschaft versetzen. In manchen Situationen ist das nötig, ein chronisch gereizter Sympathikus schadet uns allerdings. Denn dann werden Körperfunktionen wie Verdauung und Immunsystem, die nicht überlebenswichtig sind, zu lange heruntergefahren und es entstehen dementsprechende Beschwerden.

Der Übeltäter heißt, wie Sie sich vielleicht schon denken können, Stress. Wir sorgen uns um Projekte auf der Arbeit, müssen uns nebenbei vielleicht noch um die Familie kümmern, haben Termindruck und denken abends schon daran, wie viel wir am nächsten Morgen erledigen müssen. Dazu kommt, dass wir ständig einer Flut von Informationen ausgeliefert sind, die auf uns einschlägt. In unseren Handys, Laptops, Tablets und anderen Geräten steckt eine ganze Welt, die uns unablässig Nachrichten schickt und unsere Aufmerksamkeit fordert. Auf der Straße umgeben uns riesige Werbeplakate, wir denken über Angebote nach und grübeln gleichzeitig darüber, welche Verabredungen uns kommenden Freitag erwarten.

Dieser Informationsfluss verlangt, dass unser Gehirn 24 Stunden am Tag aktiv ist, selbst, wenn wir schlafen, verarbeitet es Unmengen an Eindrücken. Das führt zu einer Überreizung, unsere Aufmerksamkeitsspanne verkürzt sich, wir sind schneller gereizt und unkonzentriert. Unser Sympathikus wird demnach stark aktiviert, sodass der Körper unter Strom steht und der Parasympathikus unterdrückt wird. Das bedeutet, dass auch der Vagus Nerv schwächer ausgeprägt ist und verkümmert.

Problematisch ist vor allem, dass Stress oft nicht ernst genug genommen wird. Viele Menschen sind der Ansicht, dass es selbstverständlich ist, ständig gestresst zu sein. Denn nur so ist es möglich, Höchstleistungen zu erzielen und den ganzen Tag über konzentriert zu sein – oder?

Nein, denn Stress bringt das Gleichgewicht im Nervensystem durcheinander und damit das komplette biologische System des Körpers. Die Fähigkeit, uns nach aufregenden Zeitperioden zur Ruhe kommen zu lassen, geht mit jedem Tag verloren, an dem wir dem Körper diese Entspannung verwehren.

Ein anderer Grund für die Unterfunktion des Parasympathikus ist ein zu inaktiver Vagus Nerv, der vererbt wurde. In diesem Fall hatte oft schon die Mutter während der Schwangerschaft einen durch Angst oder Wut schwach ausgeprägten Vagus, den das Kind dann vererbt bekommen hat und der nun nicht richtig arbeitet.

So kann es sein, dass Sie sich auch in weniger stressigen Lebensphasen schlecht entspannen können und sich ruhelos fühlen.

Haben Sie den Verdacht, erblich bedingt einen inaktiven Vagus zu haben, sollten Sie das von einem Arzt überprüfen lassen. Dann haben Sie Gewissheit und können beginnen, den Nerv gezielt zu trainieren.

Es gibt weitere Faktoren, die die Funktionsfähigkeit des Vagus einschränken können. Dazu gehört eine falsche Ernährung, bei der eventuell die falschen Fette, zu viele Kohlenhydrate oder Milchprodukte aufgenommen werden, was zu Darmentzündungen führt. Auch die Aufnahme von Leicht- und Schwermetallen oder Chemikalien wie Glyphosat, die in der Landwirtschaft genutzt werden, kann das Nervensystem stören.

Die Folgen von Unterfunktionen des Entspannungsnervs sind spezifisch für jedes Organ, das der Vagus nicht richtig versorgt. So haben fast alle Bauchsymptome etwas mit ihm zu tun. Durchfall, Verstopfungen, Magenübersäuerung und Reizdarm-Symptome sind ein Anzeichen dafür, dass der Vagus über die Fasern im Bauchraum die Nährstoffaufnahme nicht richtig regelt oder die Darmwände nicht gut versorgt werden.

Besonders bei Unterfunktionen, die durch

Stress hervorgerufen werden, kann es zu Tinnitus, Herzrasen, Schluckbeschwerden, Heiserkeit, Kopfschmerzen und chronischen Verspannungen kommen.

Auch Symptome wie kalte Hände und Füße oder überdurchschnittliches Schwitzen können auf ein gestörtes Nervensystem zurückgehen.

Durch die einhergehende Schwächung des Immunsystems erhöht sich zudem das Risiko für Entzündungen und die Anfälligkeit für Erkrankungen steigt, weil sich ein Körper mit defektem Vagus Nerv nicht richtig regenerieren kann. Oft führt dies zu Übersäuerung und die Gefahr von Schlaganfällen und Krebs droht.

Im schlimmsten Fall kann es auch zu einer Entzündung des Nervus Vagus kommen, die sich in Schmerzen, Muskelzuckungen, Taubheitsgefühlen und Funktionsverlust der Nerven in bestimmten Bereichen äußert. Oft ist vor allem der Rachen betroffen, es kommt zu Heiserkeit, Husten und Schluckbeschwerden.

Fast alle diese Beschwerden sind auch typisch für andere Erkrankungen, weshalb es unratsam ist, bei einer Nackenverspannung direkt auf eine Unterfunktion des Vagus Nervs zu schließen und alle anderen möglichen Gründe auszuschließen. Treten einige dieser Symptome aber gleichzeitig auf, ist es sehr wahrscheinlich, dass Ihr Vagus in seiner Funktion gestört ist.

Gelegentliche Migränen, Verspannungen oder Verdauungsprobleme erscheinen auf den ersten Blick nicht fatal und werden meistens einfach ignoriert. Dabei schränken solche Beschwerden den Alltag erheblich ein und vermiesen einem auf Dauer die Laune.

Psychologische Folgen eines schwachen Vagus sind negative Emotionen, Ängste und Depression. Nicht nur der Körper, auch der Geist kann bei einem defekten Parasympathikus nicht richtig herunterfahren und regenerieren. Der Grund dafür ist, dass der Sympathikus im „Überlebensmodus" auch die Kommunikationsfähigkeit herunterfährt, weil diese für einen Kampf oder eine Flucht nicht gebraucht werden würde.

Daraus resultiert, dass es uns schwerfällt, uns in andere hineinzuversetzen und ihnen unsere Gefühle mitzuteilen. Dabei sind wir soziale Wesen und auf den Rat und die Zuneigung unserer Mitmenschen angewiesen. Ein defekter Vagus Nerv führt zu Spannungen und schlechten oder fehlenden Beziehungen.

Die gute Nachricht: Der Nervus Vagus kann trainiert werden, egal, ob er durch Vererbung, Stress oder andere Gründe geschwächt ist. Für fast jede Beschwerde gibt es Techniken, die den Nerv bei der Selbstheilung des Körpers unterstützen.

Aktivierung und Stimulation des Vagus Nervs

Für die Aktivierung bzw. die Stimulierung des Vagus Nervs ist es als Erstes gut, zu wissen, um was es sich beim vagalen Tonus handelt. Der vagale Tonus beschreibt die Aktivität des Vagus Nervs. Ist er hoch, bedeutet das, dass der Vagus – und damit auch die Fähigkeit des Körpers, sich nach Stressphasen zu erholen – stark ist.

Erwiesenermaßen führt ein hoher vagaler Tonus zu positiven Gedanken und guter körperlicher Aktivität, also zu gesundem Geist und Körper. Aber wie kann der Tonus genau gemessen werden? Dazu müssen die Atemfrequenz, Herzfrequenz und Herzratenvariabilität beobachtet und gemessen werden.

Insbesondere die Herzratenvariabilitätsmessung, kurz HRV genannt, wird von Ärzten und Heilpraktikern mithilfe von EKG-Geräten häufig genutzt, um Symptomen auf den Grund zu gehen.

Das Herz schlägt bekanntlich je nach Situation schneller oder langsamer; liegen Sie entspannt im Bett, schlägt es in der Regel langsam, machen Sie Sport oder sind Sie aufgeregt, schlägt es schnell. Das Intervall zwischen den regelmäßigen Herzschlägen ist daher nie ganz gleich. Sind die Unterschiede groß, heißt das im Umkehrschluss, dass das Herz und der gesamte Körper sehr anpassungsfähig und lebendig sind – und damit auch gesund. Sind die Unterschiede klein und die Herzratenvariabilität damit niedrig, ist man schneller gestresst. Die HRV zeigt so, wie leicht der Körper aus der Fassung gebracht wird und wie hoch seine Stresstoleranz ist.

Auch die Pulsmessung hilft dabei, herauszufinden, ob Parasympathikus oder Sympathikus überwiegt. Möchten Sie Gewissheit über den Status ihres Nervus Vagus haben, sollten Sie sich am besten professionell bei einem Arzt oder Heilpraktiker untersuchen lassen.

Eine Aktivierung des Vagus kann schwerfallen, wenn er aufgrund einer Atlasfehlstellung gereizt und zusammengedrückt ist. Der Atlas ist der erste Halswirbel und trägt fast das ganze Gewicht des Kopfes, wo auch die Hirnnerven wie der Vagus nerv

Nverlaufen. Eine Nerveneinklemmung im Halswirbelbereich ist oft nicht direkt spürbar, wirkt sich aber langfristig negativ auf eine Vielzahl von Körperfunktionen aus.

Der Atlaswirbel kann mithilfe von Massagen korrigiert werden, bei denen die Muskulatur um die Wirbelsäule gelockert wird. Dann kann der Vagus wieder mit voller Kraft arbeiten und effektiv trainiert werden.

Mittlerweile ist es sogar möglich, den Vagus Nerv mithilfe von speziellen Geräten zu stimulieren, die unter die Haut gesetzt werden und mit dem Nerv direkt verbunden sind. Sie senden dann elektrische Impulse über den Vagus ans Gehirn und helfen so gegen Depressionen, Kopfschmerzen und Angststörungen. Ein solcher Eingriff ist meist nur in schweren Fällen von Epilepsie und Depressionen nötig, zeigt aber, dass die Wissenschaft sich der Wirksamkeit der Vagus-Stimulation bewusst ist.

Um den Vagus zu Hause zu stimulieren und zu trainieren, rät es sich, den vagalen Tonus in die Höhe zu treiben und somit gezielt bestimmte Bereiche des Nervs aufzubauen. Das führt auch zu einem höheren Dopamin- und Serotoninspiegel und damit zu besserer Laune und zu mehr Empathie-Empfinden.

Damit die positiven Effekte des Trainings auch von Dauer sind, ist es nötig, die Stimulationen kontinuierlich fortzuführen. Denn Stress, Schlafmangel und Sorgen lassen sich nicht auf einen Schlag beseitigen und werden vermutlich immer wieder eine Rolle in Ihrem Leben spielen. Gleichzeitig sollte deswegen auch das Training Ihres Vagus Nervs zur Routine werden und geeignete Übungen sollten in Ihren Alltag integriert werden.

Studien haben gezeigt, dass Tätigkeiten zur Gewohnheit werden, wenn sie über einen Zeitraum von 60 Tagen regelmäßig praktiziert werden. Probieren Sie also, ein paar der in diesem Buch beschriebenen Übungen etwa zwei Monate durchzuführen, bestenfalls immer zu einer festen Zeit, z. B. morgens vor dem Frühstück.

Dann werden Sie schon bald feststellen, dass Sie sich aktiver und gleichzeitig gelassener fühlen, weil das Gleichgewicht Ihres Nervensystems gefördert wird.

Ein großer Vorteil ist, dass es viele Wege gibt, den vagalen Tonus zu erhöhen und den Vagus damit zu fördern. Die Stimulation erfolgt am besten durch Atem- und Sprechübungen, Kältereize, Meditation, gesundes Fasten, Massagen und Sport.

Erstellen Sie sich eine Vagus-Routine, die Ihren individuellen Problemen angepasst ist, und ich verspreche Ihnen, dass Sie von der Wirkung positiv überrascht sein werden.

Vagus Nerv massieren um Blockaden zu lösen

Wie kann es sein, dass ein einziger Nerv in unserem Körper so viel Macht über uns hat und sogar Blockaden in unserem Körper lösen kann? Wenn Sie sich mithilfe dieses Buchs das erste Mal über den Vagus Nerv informieren, stellen Sie sich sicher diese Frage. Auch ich war anfangs nicht überzeugt. Aber nach gründlicher Recherche, dem Austausch mit Heilpraktikern und regelmäßigen Vagus-Übungen habe ich verstanden, dass die körpereigene Selbstheilung dank des Vagus wirklich Wunder bewirken kann.

Nun möchte ich Ihnen erklären, wie genau der

Selbstheilungsnerv mit den verschiedenen Beschwerden zusammenhängt und auf sie Einfluss nimmt. Denn der Nervus Vagus ist in der Lage, physische wie psychische Leiden abzuwehren und Krankheiten vorzubeugen.

ÄNGSTE & DEPRESSIONEN

Es gibt eine Vielzahl an psychischen Erkrankungen, die Menschen jeden Alters und in jeder Lebenssituation quälen können. Dazu gehören Angststörungen, Depressionen, Bulimie, Zwangsstörungen, Persönlichkeitsstörungen und chronische Müdigkeit, aber auch Alzheimer und Gedächtnisschwäche, die häufig in hohem Alter auftreten.

Psychische Krankheiten wurden lange nicht ernst genommen und auch nicht richtig behandelt. Personen, die unter ihnen litten, bekamen keine therapeutische Hilfe und wurden bestenfalls mit Tabletten abgespeist, deren Nebenwirkungen sich teilweise als fatal herausstellten.

Erst seit ein paar Jahrzehnten werden psychische Beschwerden ernsthaft untersucht und das Problem rückt immer mehr in die Mitte der Gesellschaft – nicht zuletzt wegen der steigenden Zahl an Menschen, die sich aufgrund von Burn-Out und Depression krankschreiben lassen oder ganz aufhören, zu arbeiten. Ein Gesundheitsreport der BKK zeigt, dass psychische Erkrankungen mittlerweile der zweithäufigste Grund für ein Krankschreiben oder für eine Arbeitsunfähigkeit sind.

Und auch bei Kindern und jungen Erwachsenen steigt die Zahl der an Angststörungen und Psychosen leidenden Personen. Unabhängig vom Geschlecht leiden Jugendliche an psychischen Störungen und zeigen Verhaltensauffälligkeiten, nach Studien der DAK leiden über 26 Prozent der Kinder und jungen Erwachsenen an Entwicklungsstörungen und psychischen Erkrankungen.

Doch solche Studien zeigen lediglich Zahlen, keine Schicksale. Zu den Leiden einer solchen Erkrankung kommt häufig noch die Befürchtung, von anderen nicht ernst genommen oder sogar ausgegrenzt zu werden. Es erfordert viel Mut, sich einzugestehen, ein psychisches Problem zu haben, und zu versuchen, eine Lösung dafür zu finden. Sollten Sie sich in einer solchen Lage befinden und sich über mögliche Lösungswege informieren, können Sie bereits stolz auf sich sein. Denn das ist der erste Schritt, der Sie weg von den Ängsten und hin zu einem leichteren Leben führt, wie es auch bei mir der Fall war.

Studien haben gezeigt, dass zwischen depressivem Verhalten und einer Unterfunktion des Nervus Vagus eine direkte Verbindung besteht. Psychische Krankheiten und Ängste im Alltag ziehen eine Behinderung des Parasympathikus mit sich, sodass der

Sympathikus überwiegt und es zu einem Ungleichgewicht im vegetativen Nervensystem kommt.

Eine der Hauptaufgaben des Vagus ist es schließlich, Organe zu versorgen und Entzündungen entgegenzuwirken. Depressionen haben ihren Ursprung häufig in Entzündungen im Körper, gegen die der Parasympathikus nichts machen kann, wenn der Sympathikus überwiegt. Oft gibt es während der Depression ab und zu ein paar „helle Tage", doch die Krankheit kommt in immer wiederkehrenden Episoden zurück und zieht dann zusätzlich eine Reihe körperlicher Beschwerden mit sich.

Die Stimulation des Vagus hilft, die Krankheit langfristig zu bekämpfen, und schlägt häufig auch dann an, wenn eine medikamentöse oder therapeutische Behandlung keine anhaltende Wirkung zeigt. Zwar hilft einigen dann noch die "Elektrokrampftherapie", doch diese hat Nebenwirkungen, wie beispielsweise starke Gedächtnisstörungen, und ist daher nicht ungefährlich.

Beim Trainieren des Vagus hingegen kann so etwas nicht passieren. Wird er aktiviert, werden nicht nur seine Funktionen im gesamten Körper, sondern auch sein Einfluss auf die Psyche optimiert. Interessanterweise hängt unser Wohlbefinden auch stark von unserem Darm ab; ist er nicht gesund, fühlen wir uns mental schwach und neigen eher zu negativen Gedanken. Da ein starker Vagus auch die Verdauung begünstigt, entsteht so eine Kettenreaktion und wir fühlen uns besser.

Ob der Selbstheilungsnerv unter Einsatz von implantierten Geräten oder zu Hause mit Übungen aktiviert wird – so oder so profitieren davon unser Körper und unser Geist, wir sind entspannter und lassen uns von negativen Gedanken nicht gleich herunterziehen.

Für die Vagus-Stimulation gegen Depressionen und Ängste eignen sich vor allem verschiedene Atemtechniken, auf die ich im Übungskapitel dieses Buches noch näher eingehe. Sie bringen den Parasympathikus dazu, den Körper vollständig zu entspannen, und wirken sich auch positiv auf die Psyche aus. Hilfreich sind zudem Meditationsübungen, bei denen trainiert wird, für einen gewissen Zeitraum alle Sorgen zu vergessen und einfach an nichts zu denken. Das ist schwerer als gedacht, denn besonders unter Ängsten leidenden Personen fällt es schwer, sich nur auf ihr körperliches Wohlbefinden und ihre Atmung zu konzentrieren.

STRESS & MIGRÄNE

Dauerhafter Stress ist heutzutage einer der schlimmsten Feinde unserer mentalen und körperlichen Gesundheit. Wenn der Sympathikus durch Stress über einen langen Zeitraum extrem angeregt ist, fühlen wir uns nicht nur gehetzt und ständig ausgebrannt, sondern auch unsere Organe leiden. Die Verdauung funktioniert nicht mehr richtig, wir bekommen quälende Migränen und unser Kopf fühlt sich angespannt an, dazu kommen Tinnitus, Zähneknirschen, willkürliches Muskelzucken (insbesondere um die Augenpartie), sexuelle Unlust und unser Immunsystem ist geschwächt.

Durch Stress befinden wir uns daher oft in einem Teufelskreis. Das vegetative Nervensystem ist unausgeglichen und der Vagus hat keine Chance, die Organe richtig zu versorgen.

Um einer stressbedingten Unterfunktion des Vagus Nervs entgegenzuwirken, sollten Sie als Erstes herausfinden, woher der Stress kommt. Wann wird es Ihnen zu viel? Fühlen Sie sich aufgrund von Termindruck am meisten gestresst, machen Sie sich Sorgen über ein bevorstehendes Event oder läuft Ihre Beziehung nicht gut?

Fühlen Sie sich immer zu einer gewissen Tageszeit extrem gestresst oder baut sich der Stress über Wochen auf? Diese Sachen analysieren wir nicht genau und oft genug, stattdessen machen wir einfach weiter und hoffen, dass es irgendwann besser wird. Medikamente oder wachmachende Mittel wie Kaffee machen uns vielleicht konzentrierter oder lassen uns besser einschlafen, die Effekte sind aber nie langfristig. Denn nur ein gesundes vegetatives Nervensystem garantiert, dass sich Ihr Körper von selbst regenerieren kann und eine hohe Stresstoleranz hat.

Haben Sie die Hauptquelle Ihres Stresses herausgefunden, sollten Sie versuchen, Wege zu finden, die Belastung Schritt für Schritt abzubauen. Realistisch betrachtet wird es wohl immer eine Wunschvorstellung bleiben, sich nie gehetzt oder überlastet zu fühlen. Aber es findet sich meistens immer ein Weg, zumindest etwas Last von den Schultern zu nehmen. Scheuen Sie sich nicht, Menschen aus Ihrem Umfeld um Hilfe zu bitten, egal, ob im Beruf oder im Privatleben. Und ganz wichtig: Reden Sie über den Stress. Tauschen Sie sich mit anderen aus, holen Sie sich Tipps oder reden Sie sich den Ballast bei Ihren Lieben einfach von der Seele. Nur ein kurzes Gespräch am Telefon kann bereits eine Menge Anspannung und Ratlosigkeit nehmen.

Außerdem wird durch soziale Interaktion das vegetative Nervensystem angeregt, wodurch der Vagus seine Arbeit besser verrichten und unseren Körper besser entspannen lassen kann. Und sind wir entspannter, können wir uns anderen besser mitteilen. Ein positiver Teufelskreis also!

Oft entsteht Stress außerdem aufgrund von Unorganisiertheit. Wenn Sie sich angewöhnen, Termine immer direkt aufzuschreiben, und sich jeden Tag nur für ein paar Minuten überlegen, wann Sie sich Pausen gönnen können, sind Sie direkt viel motivierter und konzentrierter.

Wichtig für den Parasympathikus sind nämlich regelmäßige Erholungszeiten, in denen der Sympathikus sich einmal nicht meldet und alles wieder ins Gleichgewicht kommt. Zwar ist ausgiebiges Relaxen am Wochenende wichtig, doch es reicht nicht, um die Energie die ganze Woche lang aufrechtzuerhalten. Das schaffen nur Spaziergänge an der frischen Luft, Nickerchen auf der Couch und andere kleine Entspannungsmomente.

Ein weiterer wichtiger Faktor für die Stressbewältigung ist Schlaf. Jeder 10. Deutsche leidet durchschnittlich an Schlafstörungen. Die Symptome: unruhiges Herumwälzen im Bett, kein Durchschlafen, chronische Müdigkeit und der ständige Blick auf den Wecker. Am nächsten Tag fühlt man sich dann noch schlechter, ist gereizt und kann sich kaum konzentrieren.

Wird gestörter Schlaf nicht ernst genommen, kann er schnell zum dauerhaften Problem werden und er ist dann noch schwerer zu bekämpfen. Da der Parasympathikus für die körperliche Ruhe zuständig ist, ist er auch derjenige, der uns durch Signale an das Gehirn in den Schlaf wiegt.

Je stärker der Nervus Vagus ausgeprägt ist, desto leichter fällt es dem vegetativen Nervensystem, diese Schritte einzuleiten.

Dabei helfen einige Lebensgewohnheiten, einen besseren Schlaf zu garantieren. So ist es beispielsweise nicht ratsam, vor dem Schlafengehen noch koffeinhaltige Getränke oder Alkohol zu sich zunehmen. Alkohol kann uns zwar für eine gewisse Zeit beruhigen bzw. unsere Gedanken vernebeln, er sorgt aber für einen unruhigen Schlaf, weil die Organe ihn währenddessen abbauen müssen. Des Weiteren sind vor dem Schlaf ausgeschüttete Stresshormone fatal, die etwa durch aufregende Fernsehunterhaltung, Streitereien oder durch Arbeit ausgelöst werden.

Der Körper und insbesondere das Gehirn brauchen immer mehrere Stunden, um vollkommen zur Ruhe zu kommen und sanft in den Schlaf zu gleiten. Vermeiden Sie es also, bis tief in die Nacht zu arbeiten und Ihrem Körper so einen wohltuenden Einstieg in die Welt der Träume zu verwehren. Sorgen Sie für eine gute Belüftung und etwas kältere Temperaturen im Schlafzimmer, die einen durchgehenden Schlaf begünstigen. Ein weiterer Tipp: Im Schlafzimmer sollte wenn möglich kein Schreibtisch, Sportgerät oder Wäscheständer stehen. Denn Ihrem Kopf wird so unbewusst signalisiert, dass es noch Arbeit gibt. Arbeitsplatz und Schlafstätte sollten klar getrennt sein, arbeiten Sie also auch nicht vom Bett aus. Ihrem Körper muss klar signalisiert werden, wo und in welcher Position er arbeitet und wann er sich komplett entspannen darf.

Dank gutem Schlaf, einem gesunden vegetativen Nervensystem und der damit einhergehenden hohen Stressresistenz kommt es auch seltener zu Migränen. Mithilfe von Vagus-stimulierenden Übungen kann akute Migräne schnell und effektiv bekämpft werden, indem der Nerv beruhigende Signale an die Areale des Gehirns sendet, die für den Schmerz verantwortlich sind. So müssen Sie nicht jedes Mal zu Schmerzmitteln greifen und die Gefahr von sogenanntem Medikamentenübergebrauchskopfschmerz sinkt.

Einfache und effektive Vagus-Übungen gegen Stress sind vor allem spannungslösende Atemtechniken, Yoga, Massagen und Sport. Sie lasten den Körper aus und geben ihm gleichzeitig die Möglichkeit, die Aktivität des Sympathikus herunterzufahren.

VERDAUUNGSPROBLEMEN

Ein gestörtes autonomes Nervensystem hat drastischen Einfluss auf die Verdauung. Bei schlechter Ernährung und einer hohen Aktivität des Sympathikus leiden die Verdauungsorgane, es kommt zu Übelkeit, Magenschleimhautentzündung, Durchfall,

Magengeschwüren, Darmgeschwüren und -entzündungen. Denn der Vagus ist Teil der Darm-Hirn-Achse, der Verbindung von Gehirn und Verdauungsorganen, die sich gegenseitig beeinflussen. Darmflora und Immunsystem sind dafür verantwortlich, wie glücklich wir uns fühlen. Gleichzeitig reagiert der Magen auf Emotionen, die in unserem Kopf stattfinden; wenn wir ein schlechtes Gewissen haben oder aufgeregt sind, haben wir deswegen oft das Gefühl, dass sich die Organe in unserem Bauch zusammenziehen. Darm und Psyche hängen merklich zusammen.

Das ermöglichen mitunter die mehreren Millionen Nervenzellen, die sich an den Darmwänden befinden und ständig mit dem zentralen Nervensystem und dem Vagus Nerv in Verbindung stehen. Dazu kommen noch 100 Billionen Bakterien innerhalb des Darms, ohne die die Verdauung nicht stattfinden könnte. Neben dem Darm spielen auch die Leber, die Gallenblase und die Bauchspeicheldrüse eine wichtige Rolle bei der Verdauung, weil sie die benötigten Sekrete abgeben und den Magen entgiften.

Das Zusammenspiel dieser Organe und der Nerven muss reibungslos funktionieren, um die eingenommene Nahrung zu verdauen und die enthaltenen Nährstoffe herauszufiltern und freizusetzen. Zusätzlich schwächt der „Vagusstoff“ Acetylcholin jegliche Entzündungsherde und der Vagus vermittelt uns auch noch das Sättigungsgefühl. Die Aktivität des Selbstheilungsnervs unterstützt die Instandhaltung der Darmwandbarriere und garantiert, dass unser Immunsystem richtig arbeitet. Ein Großteil dessen sitzt nämlich im Darm und entscheidet dort, wann die Gefahr einer Infektion droht und wann nicht.

Der Vagus Nerv ist also der wichtigste Bestandteil bei der Kommunikation zwischen Gehirn und Verdauungsorganen und unterstützt die Versorgung des Magens. Ist er nicht richtig ausgeprägt oder wird er vom Sympathikus unterdrückt, treten neben den bereits genannten Symptomen auch Nahrungsmittelunverträglichkeiten wie Laktoseintoleranz oder Histaminunverträglichkeit sowie andere Allergien auf.

Die Ernährung hat natürlich großen Einfluss auf das Verdauungssystem und auch auf den Vagus. Neben Omega-3-Fettsäuren und Nährstoffen wie Magnesium, auf die ich später noch einmal eingehen werde, unterstützen auch Probiotika die Verdauung. Diese enthalten lebensfähige Mikroorganismen wie Milchsäurebakterien oder Hefe und haben eine positive Wirkung auf die Darmflora. Sie verstärken die schützende Barriere des Darms und helfen, Krankheitserreger abzuwehren. Manche Probiotika sondern außerdem Substanzen wie gesunde Fettsäuren ab, welche die Nervenzellen und damit die Verbindung zum Vagus unterstützen.

Probiotika können Sie als Kapseln oder Tropfen erwerben, sie sind aber auch in Produkten wie Joghurt, Sauerkraut und Butter enthalten.

Einen positiven Effekt haben ebenfalls Präbiotika. Das sind Ballaststoffe, die der Körper nicht verdaut und die von Bakterien im Dickdarm verwertet werden, wodurch sie sich vermehren können.

Diese Bakterien heißen Bifidobakterien und vertreiben andere Bakterien, die keinen fördernden Effekt auf die Verdauung haben. Präbiotika helfen dem Vagus außerdem, die Darmbewegung anzuregen, und sind in vielen Pflanzen wie Bananen, Zwiebeln, Knoblauch und Artischocken enthalten.

Grundsätzlich sollten Sie auf eine ausgewogene und gesunde Ernährung achten. Vermehrter Konsum von fetthaltigem Fastfood führt zu einer Unterversorgung mit Nährstoffen und die stark verarbeiteten Lebensmittel erhöhen den Stressfaktor für den Körper. Forschungen haben ergeben, dass Gehirnfunktionen und das Erinnerungsvermögen durch eine zu häufige Aufnahme von gesättigten Fetten eingeschränkt werden.

Wird dieses nährstoffarme Essen dann auch noch in Kombination mit Genussmitteln wie Alkohol und Zigaretten konsumiert und nur so nebenbei verzehrt, haben es die Verdauungsorgane und der Vagus schwer, den Organismus ausreichend zu versorgen. Eine solche Ernährungsweise erhöht außerdem das Risiko von Herzrhythmusstörungen und

Fettleibigkeit.

Ihrem Vagus Nerv und einer funktionierenden Verdauung zuliebe sollten Sie daher möglichst langsam essen, bei der Lebensmittelauswahl achtsam sein und zur Not natürliche Nahrungsergänzungsmittel zu sich nehmen, die die Darmflora verbessern.

SCHMERZEN & ATEMNOT

Nach einer starken äußerlichen Einwirkung auf den Körper, wie etwa nach einem Trauma, einer Operation oder Entzündung, kommt es nicht selten an gewissen Körperstellen zu Durchblutungsstörungen, Hautproblemen, Ödemen und vor allem zu Schmerzen. Ich hatte nach meinem Autounfall oft Entzündungen und Schmerzen, auch an Stellen, die beim Unfall gar nicht direkt betroffen waren.

Da das autonome Nervensystem auch für Heilungsprozesse zuständig ist, führt eine Dysbalance seiner Bestandteile Sympathikus und Parasympathikus dazu, dass Entzündungen und Schmerzen leichter entstehen und sich der Körper lange nicht regenerieren kann.

Um die Nerven zum Heilungsprozess anzustoßen, können schmerzende Stellen bei der "Frequenzspezifischen Mikrostrom-Stimulation" mit elektrischem Strom in geregelten Dosen gereizt werden. Aber auch die allgemeine Stimulierung des Vagus durch einfache Übungen zu Hause veranlasst den Körper dazu, Entzündungen schneller zu heilen.

Und nicht nur das; eine Studie des Biomed Central Magazins fand heraus, dass Vagus-Stimulierungen sogar rheumatische Krankheiten wie Arthritis und Lupus mit entzündungsvorbeugenden Funktionen verlangsamen oder sogar komplett heilen können.

Entzündungen und Schmerzen sind auch von Relevanz bei Autoimmunerkrankungen, also bei Krankheiten, bei denen das Immunsystem körpereigenen Stoffen gegenüber nicht tolerant ist und deswegen Antikörper bildet.

Die am häufigsten auftretenden Autoimmunkrankheiten sind Arthritis, Schilddrüsenerkrankungen und Schuppenflechte. Dabei befindet sich der Körper in einem andauernden Entzündungszustand. Als Reaktion darauf wird das Immunsystem heruntergefahren, damit es den Körper nicht selbst angreift.

Oft gehen die Entzündungen auf eine chronische Überfunktion des Sympathikus zurück, gegen die ein geschwächter Vagus Nerv nicht ankommt.

Atemnot und Asthma lassen sich ebenfalls zu großen Teilen auf das Nervensystem zurückführen. Denn in den Lungenbläschen sitzen viele Nervenfasern des autonomen Nervensystems, die über den Vagus Nerv mit dem Mittelhirn verbunden sind und darüber wichtige Körperfunktionen regulieren.

Wie stark die Atmung durch die Nerven beeinflusst wird, spüren Sie, wenn Sie in aufregenden Situationen eine verkrampfte und unregelmäßige Atmung haben, die oft zu flach ist und durch mangelnde Sauerstoffzufuhr auch zu Herzrasen und hohem Bluthochdruck beiträgt. Wenn Sie sich dann dazu zwingen, langsamer zu atmen, sendet der Vagus beruhigende Signale ans Gehirn und veranlasst es dazu, nicht in Panik zu geraten und sich zu konzentrieren.

Bei Asthma, einer chronischen Krankheit, bei der sich die Atemwege durch Muskelkrämpfe, Ödeme und Schleimablagerungen verengen und es zu Hustenanfällen und Luftnot kommt, reagiert das Immunsystem meist zu empfindlich auf Reize aus der Umwelt. Deswegen werden immer wieder Allergien und Entzündungsreaktionen ausgelöst.

Die sensorischen Neuronen des Vagus Nervs senden Impulse an die Großhirnrinde, die das Husten und das Unterdrücken von Husten "befiehlt". Durch eine Stimulation des Vagus können Symptome von Asthma daher kontrolliert und gelindert werden.

Die Aktivierung des Vagus Nervs kann nach Studien des Journals Annals of Thoracic Surgery auch Herzerkrankungen langfristig entgegenwirken, wenn die Aktivierung des Sympathikus dadurch herabgesetzt wird.

Der Parasympathikus trägt schließlich dazu bei, das Herz langsam und regelmäßig schlagen zu lassen und es vorm Stolpern zu bewahren.

Neuesten Erkenntnissen nach hilft ein starker Vagus sogar, bei Krebs (insbesondere Brustkrebs) das Tumorwachstum zu verlangsamen, indem er Entzündungen hemmt, Sympathikus-Aktivitäten entgegenwirkt und oxidativen Stress vermeidet. Die Kräfte des Selbstheilungsnervs im Darm, in der Lunge, im Dickdarm und in der Bauchspeicheldrüse vermindern das Risiko, dass sich an diesen besonders gefährdeten Stellen Krebszellen ausbreiten.

Um den vagalen Tonus zu erhöhen und so physische Schmerzen zu lindern, eignet sich das Humming breathing. Bei dieser Übung konzentrieren Sie sich auf eine regelmäßige Atmung und summen zusätzlich bei jedem langsamen Ausatmen. Durch die Vibration des Kehlkopfes wird der Vagus angeregt. Auch Kältebehandlungen, Akupunktur und Aromatherapie beugen Schmerzen und Atemnot vor und stärken den Vagus Nerv.

DIABETES

Forscher haben mithilfe der Herzratenvariabilitätsmessung bereits vor über 20 Jahren herausgefunden, dass Menschen mit Diabetes häufig einen unterentwickelten Parasympathikus und damit auch einen schwachen Vagus Nerv haben. Die Kombination von Zucker und einem starken, angespannt machenden Sympathikus ist daher fatal und führt zu einer gestörten Vagus-Funktion.

Besonders für Diabetiker ist die Stärkung des Vagus also wichtig. Er ist mitunter dafür verantwortlich, dass die Dünndarmschleimhäute mit Sekreten versorgt werden, welche wiederum für den Zuckerstoffwechsel eine Rolle spielen.

Nach dem Einnehmen einer Mahlzeit werden im Dünndarm sogenannte Inkretine ausgeschüttet, die wiederum die Freisetzung von Insulin bewirken und so den Blutzuckerspiegel senken. Zudem wird bei diesem Prozess Glukose besser in die Zellen aufgenommen und ein optimaler Stoffwechsel ist möglich. Durch Anregung des Vagus Nervs werden viel mehr Inkretine freigegeben und der Blutzucker wird deutlich gesenkt – eine Medikamenteneinnahme gegen Diabetes kann so unterstützt oder sogar ersetzt werden.

Was den vagalen Tonus besonders in die Höhe treibt, ist Bewegung. Vor allem bei Typ-2-Diabetes-Patienten kann eine Bewegungstherapie die Blutzuckerwerte verbessern. Wenn die Muskeln beim Sport angestrengt werden, ziehen sie aus den Glykogen-Depots ihren Treibstoff, die Glukose. Sobald die Depots leer sind, versorgen sich die Muskelzellen mit Blutzucker direkt aus dem Blut. Der Vagus sendet dann das Signal, dass der Blutzuckerspiegel sinkt.

Weil die Muskelzellen nach der Anstrengung noch einige Zeit brauchen, um ihre leeren Depots wieder aufzufüllen, hält der Effekt sogar noch Tage nach dem Sport an.

Damit der Blutzuckerspiegel mit Unterstützung des Vagus gut und schnell gesenkt werden kann, braucht es viele Muskeln. Um Symptome von Diabetes zu lindern und den Selbstheilungsnerv bei seiner Arbeit zu unterstützen, rät es sich also, mit Kraftübungen eine starke Muskulatur aufzubauen.

Auch Ausdauertraining aktiviert den Vagus und hilft gegen Diabetes. Dabei ist Regelmäßigkeit wichtig, um den Körper nicht zu stark zu belasten. Versuchen Sie, so viel Bewegung in den Alltag zu integrieren, wie möglich – widmen Sie sich anstrengender Gartenarbeit, nehmen Sie bewusst die Treppen anstelle des Aufzugs, fahren Sie einmal mit dem Fahrrad zur Arbeit oder parken Sie am Ende des Parkplatzes.

So gut die körperliche Betätigung auch ist, für Diabetiker gilt trotzdem: immer auf die Warnzeichen der Unterzuckerung achten. Diese Gefahr droht vor allem, wenn Sie Insulin spritzen oder Medikamente nehmen, die blutzuckersenkend wirken.

Wird der Blutzuckergehalt im Körper zu niedrig, kann es zu extremem Herzrasen, Schwächeanfällen, Kribbeln, kalten Schweißausbrüchen oder zu Heißhunger kommen. Messen Sie deswegen vor einer sportlichen Betätigung Ihren Blutzuckerwert, nehmen Sie viel Flüssigkeit zu sich und kontrollieren Sie Ihre Werte auch nach dem Sport regelmäßig, weil die Gefahr der Unterzuckerung auch dann noch besteht.

Etwas ruhiger, aber auch vagusstimulierend und stoffwechselanregend sind Yogaübungen. Beim Yoga wird der Parasympathikus angeregt und der Blutzuckerspiegel kann sich dann nach einem anstrengenden Tag besser regenerieren. Viele Menschen berichten davon, dass Ihnen die Aktivierung des Selbstheilungsnervs dabei geholfen hat, die Werte ihres Körpers zu verbessern und Diabetessymptome dauerhaft zu mildern.

BLUTHOCHDRUCK

Herz-Kreislauf-Erkrankungen sind meist chronische Krankheiten, die das Herz und die Blutgefäße betreffen. Wenn sie nicht regelmäßig und effizient behandelt werden, können die Folgen mitunter tödlich sein.

Ohne ein funktionierendes Herz funktioniert der gesamte Körper nicht; es pumpt jeden Tag mehrere Liter Blut durch die Adern und verteilt so Nährstoffe und Sauerstoff an die Organe. Dieser Blutkreislauf ist aufgeteilt in den Lungen- und Körperkreislauf, die aufeinander aufbauen. Über den Lungenkreislauf pumpt der rechte Teil des Herzens sauerstoffarmes Blut hin zur Lunge, wo es mit Sauerstoff angereichert wird. Dann verläuft es wieder zurück zum Herzen, wo es durch die linke Herzhälfte in den alle Organe umfassenden Körperkreislauf gelangt.

Die Kreisläufe zirkulieren gleichzeitig und beginnen immer wieder von vorne. Das Herz schlägt dabei zwischen 60 und 90 Mal in der Minute, es ist also eine sehr starke Pumpe.

Es gibt sehr viele Erkrankungen, die den Herz-Kreislauf betreffen. Dazu gehört die sogenannte Atherosklerose oder auch Arterienverkalkung, bei der Fette wie Cholesterin in die Arterienwände gelagert und die Blutgefäße so verengt werden. Wenn diese Einlagerungen aufbrechen, entstehen Blutgerinnsel, die die Gefäße verstopfen und die Blutzirkulation verhindern.

Auch gefährlich ist die chronotrope Inkompetenz, eine Herzrhythmusstörung, bei der das Herz bei körperlicher Anstrengung die Herzfrequenz nicht erhöht. Es reagiert also nicht richtig auf Belastungen und verursacht damit Kurzatmigkeit und Schwindel.

Eine vor allem als kosmetisches Problem wahrgenommene Erkrankung sind Krampfadern – erweiterte Venen, die sich meistens an den Beinen so weit ausbreiten, dass sie deutlich von außen erkannt werden können. Die Blutleiter verformen sich, weil durch eine gestörte Durchblutung und erschlaffte

Venenklappen immer wieder kleine Mengen an Blut nicht richtig „zurückgepumpt“ werden und zurückbleiben. Das sieht nicht nur unschön aus, die Betroffenen werden auch von Schwellungen und Geschwüren geplagt.

Die mit Abstand am weitesten verbreitete Herz-Kreislauf-Erkrankung ist der Bluthochdruck. Schätzungen zufolge sind etwa 20 Prozent aller Erwachsenen von dieser Erkrankung betroffen. Im hohen Alter steigt das Risiko des Bluthochdrucks zusätzlich, weil die Blutgefäße dann nicht mehr so elastisch sind, wie früher, und der Druckausgleich des Herzmuskels schwieriger ist.

Viele wissen gar nicht, dass sie Bluthochdruck haben, weil sich lange Zeit keine Symptome zeigen. Erste Anzeichen wie gelegentlicher Schwindel, Kopfschmerzen, Nervosität, Nasenbluten, Schlafstörungen oder Ohrensausen werden oft nicht mit einer Herz-Kreislauf-Erkrankung in Zusammenhang gebracht und meist ignoriert. Betroffene fühlen sich schon bei kleinen Anforderungen überwältigt, empfinden Zusammenkünfte mit Freunden nur noch als anstrengend und kommen schnell ins Schwitzen. Als Ursache wird Stress genannt, die Beschwerden werden abgetan und nicht behandelt.

Das ist fatal, denn ein dauerhaft erhöhter Blutdruck durch verengte Arterien schädigt wichtige Organe wie das Gehirn, die Nieren und vor allem das Herz. Der Herzmuskel wird geschwächt, wenn er über einen langen Zeitraum gegen hohen Druck pumpen muss, weil durch die verhärteten und verengten Arterien weniger Blut hindurchfließen kann. Die Herzkammern verlieren ihre Fähigkeit, sich kräftig und koordiniert zusammenzuziehen – es kommt zu Herzinsuffizienz.

Das Risiko von Schlaganfällen oder Herzinfarkten, die durch Durchblutungsstörungen entstehen und bei denen Herzmuskelgewebe abstirbt, steigt stark an. Auf lange Sicht verursacht Bluthochdruck zudem Nierenschwäche, Verengungen und Blutungen in der Netzhaut und eine schwache Durchblutung der Beine.

Bei einer Hypertensiven Krise, also dem starken, plötzlichen Anstieg des Blutdrucks, kommt es ganz schnell zu Atemnot, Schwindel und Übelkeit. Das Absetzen blutdrucksenkender Medikamente oder Bluthochdruck bei Schwangerschaften oder Nierenerkrankungen kann zu einer solchen Krise führen.

Was hat nun der Vagus Nerv mit dem Herz-Kreislauf-System und dem Blutdruck zu tun? Wie am Anfang dieses Ratgebers bereits erklärt, ist das vegetative Nervensystem mitunter für die Regulierung des Blutdrucks zuständig. Das Herz schlägt auch ohne die Nervenversorgung von außen, aber der Sympathikus und der Vagusnerv vermitteln ihm, was die wechselnden Bedürfnisse des Organismus sind und wie das Herz sich dementsprechend verhalten muss.

Das geschieht mithilfe von Nervenfasern des Vagus, die im Bereich des Sinusknotens, der Vorhöfe und der AV-Knoten des Herzens liegen. Sie sind quasi der natürliche Herzschrittmacher im Körper und sorgen für einen regelmäßigen Herzschlag.

Wird der Körper z. B. durch Sport beansprucht, misst ein Nervenknoten an der inneren Halsschlagader den Blutdruck und sendet gegebenenfalls das Signal, dass er zu hoch ist. Der Vagusstoff Acetylochin wird daraufhin an den Nervenenden freigesetzt, die Reize des Vagus wirken verlangsamend und bremsen die Herzfrequenz und den Blutdruck.

Funktioniert das Zusammenspiel vom anregenden Sympathikus und dem beruhigenden Vagus Nerv des Parasympathikus nicht, kommt es zu starken Schwankungen des Blutdrucks. Ein schwacher Vagus hat zur Folge, dass der Sympathikus öfter die Kontrolle übernimmt und das Herz über längere Zeiträume stark pumpen lässt, sodass Blut schneller im Körper zirkuliert und es zu Herzrasen und einem zu hohen Blutdruck kommt. Das Spannungsverhältnis von Sympathikus und Parasympathikus im vegetativen Nervensystem ist gestört, man nennt das Sympathikotonie. Überwiegt hingegen das parasympathische Nervensystem, wird also dauerhaft der Sympathikus unterdrückt, handelt es sich um eine Vagotonie, die zu niedrigem Blutdruck führt.

Neben einem schwachen Vagus begünstigen

auch schlechte Erbanlagen, eine ungesunde Ernährung, zu wenig Bewegung im alltäglichen Leben, Übergewicht und Stress zu hohen Blutdruck.

Medikamente helfen, den Bluthochdruck zu senken, doch sie schlagen nicht immer an. Der Lebensstil und ein funktionierendes vegetatives Nervensystem haben großen Einfluss auf den Blutdruck und ihre Optimierung ist deswegen essenziell für dessen Regulierung.

Ob Sie Bluthochdruck haben oder nicht, können Ihnen spezielle Messgeräte und Besuche beim Arzt sagen. Es ist nämlich wichtig, den Blutdruck oft und an unterschiedlichen Tagen zu messen, um herauszufinden, wie schwerwiegend die Erkrankung ist.

Um einem zu hohen Blutdruck vorzubeugen oder die Beschwerden der Krankheit zu lindern, sollten insbesondere eine gesunde, nicht zu salzhaltige Ernährung und regelmäßiges Vagus-Training zum Lebensalltag gehören.

Selbst bei besonders schweren Fällen von Bluthochdruck hilft dies, die Wirkung der benötigten Medikamente zu unterstützen und die zu hohen Werte dauerhaft zu senken. Auch das Risiko für andere Herz-Kreislauf-Erkrankungen, die oft mit dem Blutdruck in Verbindung stehen, wird so gesenkt. Denn der Selbstheilungsnerv unterstützt die Regulierung der Herztätigkeit und damit auch, wie gut der Kreislauf des Bluts im Körper funktioniert.

45 Power-Übungen

Sie wissen nun schon einiges über den Vagus Nerv; wie er funktioniert, warum er so wichtig ist und wie er stimuliert werden kann. In diesem Kapitel sind die effektivsten Power-Übungen, die auch mir geholfen haben, noch einmal genau erklärt. Viele von ihnen werden nicht nur Ihren Vagus Nerv stärken, sondern auch Ihre allgemeine Lebensqualität verbessern.

Die Übungen und Tricks sind in verschiedene Kategorien unterteilt und betreffen fast alle Lebensbereiche, sodass für Sie sicher einiges dabei ist! Alle Verfahren sind vollkommen natürlich, ungefährlich und unterstützen den Vagus Nerv auf sanfte

Weise.

ATEMÜBUNGEN

Als Erstes werden Ihnen verschiedene Atemübungen vorgestellt. Atmen ist für uns eine Selbstverständlichkeit, dabei hat die Art des Ein- und Ausatmens großen Einfluss auf unsere Emotionen, auf das Gleichgewicht des Nervensystems und insbesondere auf den Parasympathikus. Die folgenden Atemtechniken können überall angewandt werden, erzielen eine sofortige Entspannung und wirken sich langfristig heilend auf die Psyche aus.

Zwerchfellatmung

Die Zwerchfellatmung ist ein leichter und doch effektiver Einstieg für Ihre Vagus-Routine. Unbewusst atmen viele Menschen den ganzen Tag über viel zu flach, nehmen also schnelle Atemzüge und nutzen so nicht ihre ganze Lungenkapazität. Wenn Sie eine gleichmäßige Zwerch- bzw. Bauchatmung erlernen, erhöht sich die Sauerstoffzufuhr in Ihren Lungen, die Durchblutung verbessert sich und Ihr Vagus wird stimuliert.

Legen Sie sich dafür flach auf den Rücken und

winkeln Sie Ihre Beine etwas an, Ihre Fußsohlen sollten nicht vom Boden abheben. Legen Sie Ihre Hände sanft auf den Bauch und entspannen Sie die Rückenmuskulatur. Nehmen Sie dann tiefe Atemzüge, bei denen sich Ihr Bauch nach oben wölbt, und spüren Sie, wie er beim gedehnten Ausatmen wieder flach wird. Dabei senkt sich das Zwerchfell und die Lunge dehnt sich aus, das untere Drittel der Lunge wird durchlüftet. Haben Sie das ein paar Minuten gemacht, können Sie die Übung auch im Sitzen durchführen. Wichtig ist dabei, dass Ihr Bauch nicht eingezogen oder angespannt ist, wie es bei vielen Menschen unbewusst der Fall ist. Das erschwert die Zwerchfellatmung. Entspannen Sie also Ihren Bauch und Ihren Unterleib beim Einatmen und achten Sie auch im Stehen, Laufen oder im Liegen in Seitenlage auf eine tiefe Atmung durch den Bauch. Der Vagus Nerv senkt so die Aktivität der Amygdala, einem Teil des Temporallappens im Gehirn, der Gefühle wie Angst und Angespanntheit hervorruft. Zudem werden das Empathie-Empfinden und die Aufmerksamkeit erhöht, indem die Aktivität im präfrontalen Kortex gesteigert wird.

4-7-8-Atmung

Auch die 4-7-8-Atmung ist eine beliebte rhythmische Atemtechnik, die leicht erlernt und angewendet werden kann. Das vegetative Nervensystem wird dabei entspannt, weil die Atmung, der Herzschlag und der Bluthochdruck reguliert werden – also Bereiche, für die der Vagus Nerv in hohem Maße verantwortlich ist. Die Methode stammt ursprünglich aus dem Ashtanga-Yoga und wurde vom US-amerikanischen Arzt Dr. Andrew Weil entwickelt, der sich primär mit Schlafstörungen auseinandersetzt.

Begeben Sie sich für diese Übung als Erstes in eine für Sie angenehme Position. Legen Sie dann Ihre Zungenspitze an die Hinterseite der oberen Schneidezähne und schließen Sie die Augen, um sich voll auf Ihre Atmung zu konzentrieren. Nehmen Sie einen tiefen Atemzug und atmen Sie so lange aus, bis Sie das Gefühl haben, dass Ihre Lungen keinerlei Luft mehr in sich haben. Atmen Sie dann durch die Nase ein und zählen Sie bis 4. Halten Sie die Luft an, bleiben Sie dabei reglos und zählen Sie bis 7. Mit geöffnetem Mund atmen Sie geräuschvoll aus und zählen dabei bis 8. Anfangs wird es Ihnen noch sehr schwerfallen, die Nummern langsam und gleichmäßig zu zählen, besonders dann, wenn Sie sich vor der Übung abgelenkt und gestresst gefühlt haben.

Mit jeder Wiederholung wird es aber immer einfacher, Ihre Muskeln und das Nervensystem entspannen sich. Fühlen Sie sich sicher, können Sie während des Zählens auch die Arme über den Kopf halten und diese beim Ausatmen langsam sinken lassen oder während der Übung langsam mit dem Kopf kreisen.

Dank dieser Technik verbessert sich mit sofortiger Wirkung Ihre Herzratenvariabilität, der Sauerstoffvorrat im Blut steigt und Sie werden ruhiger. Doch besonders die Langzeitwirkungen machen den Unterschied aus; wenn Sie die 4-7-8-Atmung jeden Morgen und jeden Abend für ein paar Minuten durchführen, leiden Sie seltener an Schlafstörungen, Ängste werden gelindert, Heißhunger wird gebändigt und das Verlangen nach Genussmitteln wie Zigaretten oder Alkohol wird gezügelt. Denn Ihr Körper gewöhnt sich an die regelmäßige Entspannungspause. Er beruhigt sich bald automatisch, sobald Sie die 4-7-8-Atemmethode anwenden, und er erhöht die Stresstoleranz.

Atemmeditation

Passend dazu bietet sich die Atemmeditation an. Meditation wird seit Jahrhunderten genutzt, um Körper und Seele in Einklang zu bringen, und sie erfreut sich auch in der heutigen Zeit größter

Beliebtheit.

Nicht ohne Grund: Meditationsübungen steigern nachweislich Konzentration, Aufmerksamkeit, Achtsamkeit und Resilienz. Neben den psychologischen Vorteilen sind auch die physischen nicht zu unterschätzen. Denn durch regelmäßiges Meditieren lernt der Körper, eine höhere Stressresistenz aufzubauen. Das Immunsystem wird durch die Regenerierung gestärkt und auch der Vagus Nerv kann dann seiner Arbeit besser nachkommen.

Aber Achtung, Meditation ist nicht ganz so leicht, wie Sie es sich vielleicht vorstellen. Vor allem am Anfang ist es schwer, sich nur auf den Moment zu konzentrieren und nicht mit den Gedanken abzuschweifen oder sich sogar so tief zu entspannen, dass man die Konzentration verliert und einschläft.

Zu Beginn eignet sich diese Übung: Setzen Sie sich im Schneidersitz an einen ruhigen Ort. Das kann die Küche sein, der Garten oder ein stilles Plätzchen im Büro. Die Hauptsache ist, dass Sie dort für mindestens 10 Minuten nicht gestört werden. Richten Sie Ihren Rücken gerade auf, stellen Sie sich dabei vor, wie ein unsichtbarer Faden Ihr Rückgrat senkrecht nach oben zieht. Lassen Sie die Schultern locker und legen Sie die Hände entspannt auf den Knien ab.

Schließen Sie die Augen und versuchen Sie, an nichts zu denken, sondern nur Ihren Körper zu spüren. Atmen Sie dann tief ein, halten Sie den Atem für ein paar Sekunden an und atmen Sie gedehnt wieder aus.

Dabei lassen Sie ein lautes Summen oder den lang gestreckten OM-Laut erklingen. Das kommt vielleicht klischeehaft rüber, stimuliert den Vagus aber so nicht nur durch die ruhige Atmung, sondern zusätzlich durch das Vibrieren des Kehlkopfs.

Eine weitere tolle Übung ist die Meditation, bei der Sie sich auf einen schönen Gegenstand konzentrieren. Setzen Sie sich dafür wieder bequem und gerade hin, legen Sie eine Ihrer Hände ans Herz, fühlen Sie seinen Schlag und atmen Sie langsam ein und aus. Betrachten Sie dann währenddessen einen für Sie schönen Gegenstand – das kann eine Blume sein, ein Kristall, eine hübsche Tasse oder etwas anderes, das Sie gerade finden können.

Fokussieren Sie sich während der Meditation auf einzelne Punkte des Gegenstands, wie etwa ein einzelnes Blütenblatt oder das Motiv einer Tasse, und widmen Sie sich mit jedem Atemzug einem anderen Teil. Betrachten Sie dann zum Schluss wieder den ganzen Gegenstand, befühlen Sie seine Oberfläche und nehmen Sie ihn bewusst wahr. Das steigert Ihre Aufmerksamkeitsfähigkeit und stimuliert Areale im Gehirn, die mit dem Vagus Nerv zu tun haben.

Wechselatmung

Um das Anhalten des Atems und das Ausatmen zeitlich zu verlängern und so eine noch tiefere Entspannung zu bewirken, wenden Sie die Wechselatmung an. Dabei verschließen Sie als Erstes das rechte Nasenloch mit dem rechten Daumen und atmen dann mit dem linken Nasenloch für mindestens acht Sekunden ein. Dann werden beide Nasenlöcher mit Daumen und Ringfinger verschlossen und Sie halten die Luft für vier Sekunden an. Nun wird das rechte Nasenloch wieder geöffnet und das linke bleibt verschlossen, während für zehn Sekunden ausgeatmet wird. Es handelt sich also quasi um eine noch längere 4-7-8-Atmung, die durchaus fordernd ist und erst gelingt, wenn Sie bereits eine extrem ruhige Atmung herbeigeführt haben. Machen Sie zwischen den Wechselatmungen daher Pausen und stoppen Sie die Übung sofort, wenn Ihnen schwindelig wird oder Sie Schmerzen empfinden.

Kutschersitz

Der Kutschersitz ist eine sogenannte atementlastende Position und kann in extremen Stresssituationen schnell herunterfahrend wirken. Bei einer akuten Atemnot, beispielsweise durch eine Panikattacke ausgelöst, bewirkt der Kutschersitz sofort Wunder. Er kann ebenfalls in das Atemtraining integriert werden und ist an sich sehr simpel; Sie setzen sich auf einen Stuhl, das Rückgrat ist gerade und die Beine sind etwas geöffnet. Dann stützen Sie Ihre Arme auf den Oberschenkeln ab, während Sie Kopf und Rumpf leicht nach vorne beugen. Während einer Panikattacke ist es schwer, den Atem wieder unter Kontrolle zu bekommen, doch durch den Stütz der Arme kann die Atemhilfsmuskulatur im Brustkorb die Atmung besser begleiten. Die Lungenflügel öffnen sich in dieser Position weit, mehr Sauerstoff kann ins Blut gelangen, Schwindel verschwindet schneller und der Herzschlag beruhigt sich.

Lippenbremse

Die Lippenbremse hilft ebenfalls bei Atemnot und aktiviert gleichzeitig den Vagus. Setzen Sie sich wieder aufrecht auf einen Stuhl oder legen Sie sich bequem hin. Atmen Sie normal ein und öffnen Sie die Lippen leicht, bevor Sie den Atemstrom langsam durch den Mund entlassen. Stellen Sie sich dabei vor, Sie würden eine Kerze ausblasen. Alternativ können die Lippen auch leicht zusammengepresst werden. Dadurch staut sich die Ausatemluft in der

Lunge, was dazu führt, dass die Lungenflügel trotz des nachlassenden Unterdrucks beim Ausatmen geweitet bleiben. Das hat einen extrem beruhigenden Effekt auf den Körper und entspannt den gesamten Rumpf sofort. Während einer Panikattacke wird so der Sympathikus zurückgedrängt, damit der Parasympathikus wieder übernehmen kann.

YOGA-ÜBUNGEN

Yoga wirkt stark auf Sympathikus und Parasympathikus ein. Durch die hervorgerufene Entspannung der Atmung und insbesondere des Bauchraums funktioniert das Verdauungssystem besser und die Herzratenvariabilität reguliert sich, der Parasympathikus wird aktiv. Seit über 3.500 Jahren wissen Menschen um die heilenden Kräfte des Yogas und seit ein paar Jahrzehnten wird die Praktik auch in den westlichen Ländern angewandt. Mittlerweile gibt es eine Vielzahl an unterschiedlichen Yoga-Arten, die ihren Fokus jeweils mehr auf den meditativen und spirituellen Aspekt der Technik legen, andere wiederum dienen ausschließlich zur Entspannung, wieder andere sind extrem schweißtreibend und fordernd.

Optimal für die Stimulierung des Vagus sind Yoga-Übungen, die den Selbstheilungsnerv dehnen und ihn unter Spannung setzen. Das sind vor allem rückenbeugende Übungen. Auch Stellungen wie der Fisch oder der Schulterstand, die den Kehlbereich fokussieren, stärken den Vagus Nerv, können für Anfänger aber gefährlich sein. Die folgenden Übungen stammen hauptsächlich aus dem ursprünglichen Hatha-Yoga und können bedenkenlos von Yoga-Anfängern durchgeführt werden.

Übrigens: Die Effekte von Yoga und Meditation werden noch verstärkt, wenn Sie die Übungen in der Natur ausüben, also am besten auf einer Wiese im Park oder an einem ruhigen Ort im Wald. Schon die frische Luft auf einem Balkon ist von Vorteil. Die Naturgeräusche, wie etwa Windrauschen oder Vogelgesänge, wirken beruhigend auf das Nervensystem, während der Konzentration werden so die sensorischen Nerven am Ohr aktiviert. Stadtgeräusche wie Verkehrslärm erschweren das Entspannen für Anfänger, wenn Sie aber schon ein wenig Erfahrung haben und schnell in eine Yoga- oder Meditationsroutine einsteigen können, sind solche Ablenkungen auch eine Herausforderung. Manchen fällt es sogar leichter, sich in sich selbst zurückzuziehen, wenn es um sie herum etwas lauter ist. Probieren Sie es für sich selbst aus!

Lach-Yoga

Wenn Sie Lachübungen machen, werden heilsame Glückshormone ausgeschüttet. Dabei ist es egal, ob Sie aus einer guten Laune heraus lachen oder nur künstlich lachen – Ihr Körper erkennt da nämlich keinen Unterschied. Die durchs Lächeln aktivierten Gesichtsmuskeln, insbesondere um die Augen, stimulieren Hirnnerven und fördern die Verbindung von Gehirn und Nervensystem. Sie fühlen sich sogleich ausgeglichener und positiv gestimmt.

Der Effekt wird noch gestärkt, wenn Sie sich dabei im Spiegel anschauen und nur auf Ihren Mund achten, der zu einem Lächeln verzogen ist.

Mittlerweile gibt es sogar ganze Kurse, in denen Leute in einer Lachtherapie gemeinsam für ihr Wohlergehen lachen.

In der Psycho-, Schmerz- und Antiaggressionstherapie zeigen deren Methoden große Erfolge. Beim Lachen werden endomorphine Stoffe freigesetzt, ebenso entzündungshemmende Substanzen und Serotonin. Menschen, die viel lachen, haben daher weniger Schmerzen.

Zudem werden die Herzmuskeln gestärkt, Gefäße werden optimal durchblutet und die Kreislauffunktionen werden in Gang gebracht. Außerdem können Sie sich nach einer ordentlichen Lachpartie besser konzentrieren, weil die Sauerstoffsättigung in Blut und Gehirn erhöht wird.

Lachen macht also wirklich gesund! Führen Sie die folgenden Übungen regelmäßig durch, am besten mit anderen Leuten zusammen.

Wärmen Sie sich als Erstes auf, indem Sie rhythmisch klatschen und dabei „Ho-ha-ho-ha“ rufen. Das mag sich anfangs noch komisch anfühlen, aber so werden Ihre Gehirnareale für Begeisterung aktiviert und Sie werden automatisch wacher.

Machen Sie dann eine Atemübung, bei der Sie tief einatmen und die Luft mit voller Kraft aus sich heraus lachen. Wie Sie lachen, ist dabei vollkommen egal. Sie können auch verschiedene Arten von Lachen ausprobieren, von leisem Kichern bis zum tiefen „Ho-ho-ho“ der Weihnachtsmann-Lache ist alles erlaubt.

Lachübungen befreien, machen Spaß und helfen gleichzeitig der Gesundheit – was will man mehr?

Die Schlange

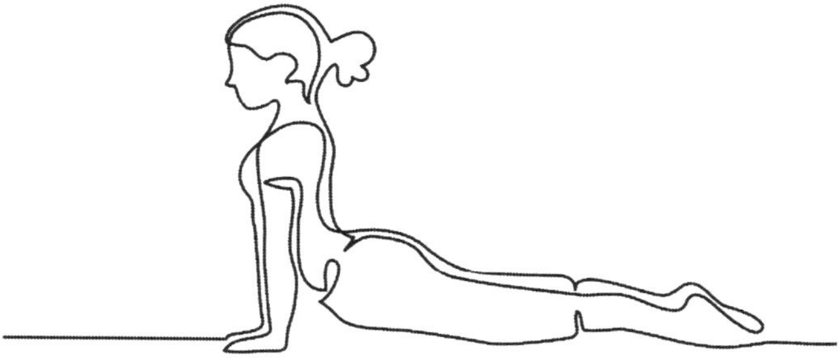

Kommen wir nun zu Übungen, die dem Yoga im klassischen Sinne ähnlicher sind. Zur Vorbereitung begeben Sie sich in einen Ihnen vertrauten Raum und erzeugen eine angenehme Stimmung, indem Sie noch einmal lüften, Duftkerzen anzünden oder bequemere Kleidung anziehen; Hauptsache, Sie fühlen sich wohl. Beruhigen Sie dann Ihren Atem und Herzschlag und beginnen Sie mit der ersten Übung.

Bei der „Schlange" legen Sie sich als Erstes entspannt auf den Bauch und nehmen ein paar tiefe Atemzüge. Dann winkeln Sie dicht am Körper auf Schulterhöhe die Arme an und strecken sie durch, gleichzeitig beugen Sie den Rücken durch und heben den Kopf Richtung Himmel. Die Arme bleiben gestreckt, Ihr Blick ist nach oben gerichtet, die Schultern bleiben unten und die Brust wird beim Atmen weit geöffnet.

Das Becken wird leicht angehoben, die Gesäßmuskeln sind entspannt. Halten Sie diese Position für ein paar Minuten. Spüren Sie, wie Sie tief einatmen und sich Ihre untere Rückenmuskulatur anspannt. Sobald Sie stärkere Schmerzen empfinden, legen Sie den Oberkörper wieder ab und lassen komplett locker. Wiederholen Sie die Übung am besten einige Male.

Die Katze

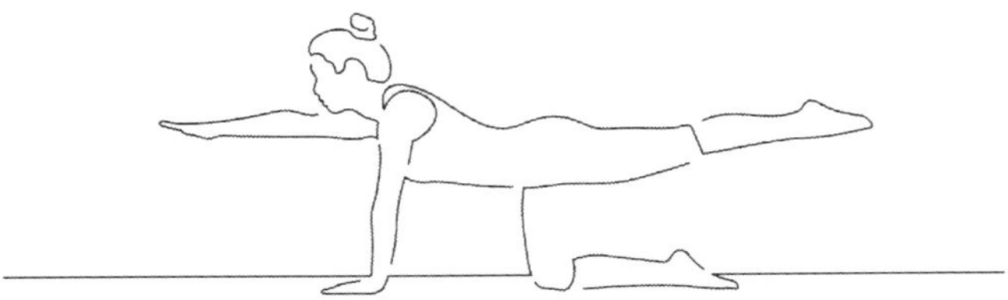

Etwas fordernder ist die Übung „Katze", bei der vor allem der Gleichgewichtssinn gefragt ist. Begeben Sie sich dazu als Erstes in den Vierfüßlerstand und atmen Sie wieder ruhig und langsam. Strecken Sie beim nächsten Einatmen dann das linke Bein in einer möglichst geraden Linie nach hinten und gleichzeitig den rechten Arm nach vorne. Schauen Sie geradeaus und stellen Sie sich vor, wie Sie von vorn und von hinten in die Länge gedehnt werden. Beim Ausatmen ziehen Sie dann den rechten Ellenbogen an das linke Knie, sodass beide sich unter ihrem Bauch treffen, der Kopf wird gesenkt. Wiederholen Sie das etwa 10-mal, bevor Sie die Seite wechseln.

Zu Anfang ist das noch eine wackelige Angelegenheit, doch mit der Zeit wird es immer besser werden. Weil Sie gleichzeitig das Gleichgewicht wahren, die Muskeln dehnen und sich auf Ihre regelmäßige Atmung konzentrieren müssen, wird das Nervensystem stark gefordert. Bei Angstzuständen und innerer Unruhe hilft die Katze, wieder Gelassenheit und Entspannung herzustellen.

Herabschauender Hund

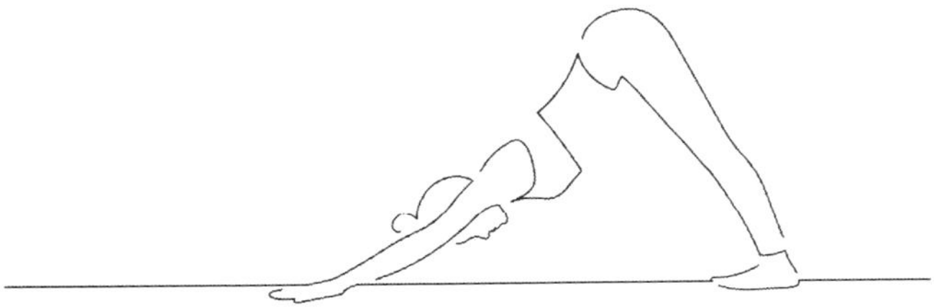

Der herabschauende Hund, eine der beliebtesten Yoga-Übungen, hilft bei der Emotionskontrolle und bei der Stressreduktion. Denn in dieser Pose wird insbesondere der Ausatemvorgang begünstigt und der Sympathikus wird gehemmt, sodass die von diesem Nerv hervorgerufenen Symptome wie Zittern, Schwitzen und Herzrasen gemindert werden.

Begeben Sie sich erneut in den Vierfüßlerstand; der Rücken ist eine gerade Linie, der Blick ist nach vorne gerichtet. Pressen Sie dann mit dem nächsten tiefen Ausatmen die Handflächen mit Druck in den Boden und bringen Sie Ihr Gesäß nach oben. Dabei strecken Sie die Beine so gerade, wie es Ihnen relativ schmerzfrei möglich ist. Jetzt wird der gesamte Körper nach hinten verlagert, beim entstehenden Winkel stellt das Gesäß den höchsten Punkt dar. Die

Schulterblätter werden etwas zusammengezogen, die Brust öffnet sich. Atmen Sie noch einmal tief ein und aus, bevor Sie Kopf- und Nackenbereich entspannen, indem Sie den Kopf zwischen den Ellenbogen hängen lassen. Vermeiden Sie es, den Kopf zu heben und vor sich zu schauen, denn sonst kann es zu Nackenverspannungen kommen. Blicken Sie einfach auf den Boden vor sich oder schließen Sie die Augen, während Sie weiter ruhig atmen.

Wenn Sie diese Position länger halten, etwa ein bis zwei Minuten, aktivieren die Rezeptoren in den gedehnten Muskeln das parasympathische Nervensystem und Ihr Körper bekommt vermittelt, dass alles in Ordnung ist. Die Senkung des Rumpfes fördert zusätzlich die Hirndurchblutung und aktiviert den Lungenkreislauf, somit wird klares Denken begünstigt. Der typische Erschöpfungszustand, in dem man sich nach einer sehr stressigen Phase oder gar einer Panikattacke befindet, verwandelt sich auf diese Weise in einen Zustand der Besonnenheit und Klarheit. Die Dehnung im Rücken bekämpft Steifheit und Schmerzen der Lendenwirbelsäule, der Ischiasnerv wird zusätzlich zum Nervus Vagus aktiviert und Verspannungen in Hals und Nacken lösen sich. Zu Anfang mag sich diese Haltung noch nicht sehr entspannend anfühlen, doch nach etwas Übung werden Sie schnell merken, wie wohltuend der herabschauende Hund ist. Nach mindestens 30 Sekunden senken Sie Ihr Gesäß wieder und knien sich entspannt hin, um jede Spannung zu lösen und wieder ganz ruhig zu atmen.

Mantra

Bestimmt haben Sie den Begriff Mantra schon einmal gehört und verknüpfen ihn wahrscheinlich mit Meditation und Religion. Damit liegen Sie nicht falsch, denn ursprünglich stammen Mantren aus der altindischen Sprache Sanskrit und sie sind bereits Jahrtausende alt. Insbesondere indische, mongolische und tibetische Völker erkannten die Wirkung der heiligen Silben schon früh. Aber was genau ist ein Mantra eigentlich? Mantras sind meistens positive Phrasen, die im Yoga und während der Meditation fortlaufend wiederholt werden und sich so in der Seele festigen sollen. Auf diese Weise entsteht ein einprägsamer Rhythmus, der die Entspannung verstärkt und mit der Zeit zu einer echten Wunderwaffe wird – denn da Sie das Mantra ausschließlich mit Entspannung und positiven Emotionen verbinden, hilft es Ihnen in akut stressigen Situationen. Man unterscheidet grundsätzlich zwei Arten von Mantren: das Moksha-Mantra, wie z. B. das berühmte „OM", und das Siddhi-Mantra, das innere Kräfte freisetzen soll. Wenn Sie Ihr eigenes Mantra oder eines, dass Sie gelesen und zu Ihrem eigenen gemacht haben, laut wiederholen, versetzen Sie die Vibrationen und Gedanken in eine ruhige Stimmung. Besonders beim Wiederholen mit tiefer Stimme wird zusätzlich der Selbstheilungsnerv angesprochen. Ob in der Gruppe gesungen oder allein rezitiert, Mantren sind also viel mehr als bloß einfache Worte. Sie können Sie während Ihrer gesamten Yoga-Übungen vor sich hin murmeln, laut singen oder denken, und Sie werden ihre regenerative Kraft garantiert spüren.

Hier ein paar Beispielphrasen, die Sie als Ihre eigenen Mantras nutzen können:

- „Ich bin mit mir und der Welt im Reinen"
- „Alles Negative wird vorbei gehen"
- „Ich spüre die Liebe um mich herum"
- „Ich bin verbunden mit allen Lebewesen und dem Universum"
- „Ich behandle mich selbst und andere mit Achtung und Respekt"
- „Ich bin dankbar für diesen Tag"
- „Ich lasse mich nicht von negativen Gefühlen leiten"
- „Ich bin kraftvoll und voller Energie"
- Natürlich können Sie sich auch selbst Mantras ausdenken! Wichtig ist nur, dass Sie die Phrasen wirklich regelmäßig sprechen und Sie zu einem Teil Ihrer Gedankenwelt machen.

Endentspannung

Um die Yoga-Übungen abzuschließen und Ihrem Körper das Signal zu geben, dass das Programm nun zu Ende ist, sollten Sie zum Schluss noch eine Endentspannung durchführen. Diese ist dazu da, die Wirkung der Yoga-Übungen zu erhöhen und Körper und Geist vollständig in Einklang zu bringen. Die Endentspannung sollte mindestens zehn Minuten dauern, in denen Sie die Aufmerksamkeit noch ein letztes Mal nur auf Ihren Körper und Ihren Geist lenken.

Begeben Sie sich für die Endentspannung in die sogenannte Savasana bzw. Totenstellung, wobei Sie sich locker auf den Rücken legen und Beine wie Arme leicht vom Körper spreizen. Die Kunst des Savasana besteht darin, ganz still zu liegen und ruhig zu atmen, als wäre man wirklich tot. Aus dieser Lage heraus heben Sie nun das rechte Bein ein paar Zentimeter über den Boden und lassen es dann wieder fallen, das Gleiche machen Sie mit dem linken Bein. Dann heben Sie beide Arme an, ballen die Hände zu Fäusten und lassen auch diese wieder nach ein paar Sekunden fallen. Das Gleiche machen Sie mit dem Becken; anheben und fallen lassen. Öffnen Sie den Mund, strecken Sie die Zunge heraus und öffnen Sie die Augen weit, die Gesichtsmuskeln werden angespannt und dann wieder gelockert.

Stellen Sie sich während der Endentspannung vor, dass sich noch einmal jede Muskelgruppe anspannt und dann komplett weich wird. Rollen Sie den Kopf von der einen auf die andere Seite und achten Sie auf eine gelockerte Nackenmuskulatur.

Wichtig ist es, bei der Totenstellung nicht wirklich einzuschlafen. Besonders nach den entspannenden Hatha-Yoga-Übungen kann es schwerfallen, die Augen offen zu halten, gerade darin liegt aber die Kraft der Konzentration. Natürlich ist es nicht schlimm, wenn Sie während der Endentspannung einschlafen, doch Sie verschwenden damit das Potenzial, nach Abschließen der Übungen wieder fit und wacher zu sein als zuvor. Um sich selbst am Einschlafen zu hindern, können Sie bewusst Pausen zwischen der Atmung vermeiden und die Zunge im unteren Teil des Mundes halten, denn diese befindet sich beim Schlafen normalerweise am Gaumen.

Machen Sie während der Endentspannung auch eine kleine Reise – begeben Sie sich in die Berge, in einen ruhigen Wald oder ans Meer. Erschaffen Sie in Ihren Gedanken Orte der Ruhe und des Einklangs, an die Sie sich in unruhigen Situationen erinnern können. Verlassen Sie Ihren Entspannungsort nach ein paar Minuten und strecken Sie die Glieder noch ein letztes Mal, bevor Sie sich langsam aufrichten und wieder im Hier und Jetzt ankommen. Sie sind nun erfrischt und Ihr Kopf ist klar, alle negativen Gedanken prallen an Ihnen ab.

ERNÄHRUNG

Wie Sie bereits gelernt haben, spielt Ihre Lebensweise eine große Rolle für die Gesundheit Ihres vegetativen Nervensystems. Dazu gehört natürlich auch die Ernährung. Das Sprichwort, "Du bist, was du isst", trägt demnach tatsächlich eine lebensentscheidende Wahrheit in sich. Nur, wer seinem Körper nährstoffreiche und gesunde Lebensmittel zuführt, kann physisch und mental eine starke Person sein. Studien zufolge gibt es sogar einen kausalen Zusammenhang zwischen Ernährung und psychischen Krankheiten wie Depressionen oder Angstzuständen, wobei die richtige Ernährungsweise präventiv wirkt oder den Krankheitsverlauf positiv beeinflussen kann.

Ob kleine Veränderungen wie mehr Wasser trinken oder große Umstellungen wie Intervallfasten – jede Entscheidung in der Ernährungsfrage sollte bewusst getroffen werden und gut überlegt sein. Die folgenden Tipps und Tricks helfen Ihnen dabei, Wege zu finden, Ihre Ernährung immer weiter zu verbessern und damit das körperliche Wohlbefinden zu optimieren.

Intervallfasten

Als besonders effektiv für den Parasympathikus hat sich intermittierendes Fasten bzw. Intervallfasten erwiesen, denn Fasten und die Reduktion von Kalorien erhöht die Herzfrequenzvariabilität und damit die Aktivität des Vagus. Für die Stunden, in denen keine Verdauung stattfindet, kann die körperliche Energie außerdem für andere Prozesse verwendet werden, vornehmlich für Denkprozesse und für die Rehabilitation von Nerven und Zellen.

Am beliebtesten ist dabei die 16-8-Methode. Dabei darf im Zeitraum von 8 Stunden am Tag gegessen werden, die anderen 16 Stunden wird gefastet, also keine Nahrung zu sich genommen.

Das hört sich entbehrungsreich an, doch der Körper kommt mit Hungerperioden gut aus, weil er auf Energiereserven zurückgreifen kann. Während des Fastens reguliert sich der Stoffwechsel, Giftstoffe in der Leber werden ausgeschieden und Insulin wird besser verarbeitet.

Das Intervallfasten hat auch den Vorteil, dass Sie mit der Zeit lernen, besser zwischen Hunger und Appetit zu unterscheiden. Somit nehmen Sie viel bewusster Nahrung zu sich und schätzen diese mehr. Oft essen wir nämlich einfach nur aus Langeweile oder aufgrund von Gelüsten. Viel ungesundes Fett, Kohlenhydrate und Zucker gelangen so in den

Körper und machen es mitunter dem Vagus Nerv schwer, seine Arbeit im Verdauungstrakt zu verrichten.

Natürlich ist es nicht schlimm, sich ab und zu einmal eine leckere Pizza oder ein Eis zu gönnen. Doch sind dabei Ihre Verdauungsorgane durchs Fasten gut regeneriert, ist es für den Körper nicht mehr so energiezehrend, die Kalorien zu verarbeiten.

Ein guter Einstieg fürs Intervallfasten ist es, abends um 18:00 Uhr eine Mahlzeit einzunehmen und dann bis zum späten Frühstück am nächsten Morgen nichts mehr zu essen. Achten Sie dabei aber immer darauf, genügend zu trinken und die Fastenzeiten nach Ihrem Alltag individuell auszurichten. Zu Anfang können Sie auch erst einmal nur für 12 oder 10 Stunden fasten. Auf lange Sicht gesehen werden Sie merken, wie gut das Ihrem Körper und Ihrem seelischen Befinden tut.

Entgiftungsdrinks

Um den Körper und insbesondere das Nervensystem bei der Bekämpfung von Schadstoffen und Erregern zu unterstützen, sollte jeden Tag zur Entgiftung beigetragen werden. Denn auch, wenn Sie sich gesund ernähren, muss der Organismus 24 Stunden am Tag arbeiten und dafür sorgen, dass kein "Müll" im Körper zurückbleibt. Durch das Entgiften wird auch das Nervensystem entlastet und der Vagus kann besser seinen wichtigen Funktionen nachgehen. Möchten Sie den Körper bei diesen essenziellen Arbeiten unterstützen, können Sie Entgiftungsdrinks zu sich nehmen. Keine Sorge, ich möchte Ihnen hier nicht raten, sich nur noch von Smoothies aus Gemüse zu ernähren oder sogenannte "Abnehm-Tees" zu trinken – solche Mittel und Methoden werden meist teuer verkauft und erzielen im Endeffekt doch keine Wirkung, im Gegenteil, viele schaden dem Körper sogar. Viel effektiver ist es, sich gezielt die wertvollen Inhaltsstoffe bestimmter Lebensmittel zunutze zu machen und den Organismus damit zu stärken. Die Entgiftungsdrinks müssen nicht teuer im Internet bestellt werden, sondern können ganz leicht selbst gemacht und in die Ernährung integriert werden. Sie regen den Stoffwechsel an, unterstützen die Verdauung und spenden Energie. Ein weiterer Vorteil: Weil Sie die Drinks selbst zubereiten, wissen Sie genau, was drin steckt!

Und so einfach wird's gemacht: Bringen Sie etwas Wasser zum Kochen, füllen Sie damit eine Tasse und fügen Sie ein paar Spritzer Zitronensaft und zwei Esslöffel naturtrüben Apfelessig hinzu. Rühren Sie die Mischung gut um und fügen Sie noch etwas Honig hinzu, wenn Ihnen der Drink durch den Essig zu bitter schmeckt. Die Wirkstoffe von Apfelessig und Zitrone helfen dabei, den pH-Wert im Körper auszugleichen, und stärken auch noch das Immunsystem. Außerdem wird die Magensäure-Produktion angeregt und damit wird die Verdauung verbessert, was den Vagus in seiner Tätigkeit unterstützt. Wenn Sie den Drink regelmäßig vor Mahlzeiten einnehmen, fühlen Sie sich schneller gesättigt und das Risiko des "Überfressens" wird gemildert.

Richtiges Frühstück

Apropos direkt nach dem Aufstehen – das richtige Frühstück beeinflusst die Stärke des Vagus und des Gehirns ebenso. Vielen fällt es schwer, morgens bereits eine Mahlzeit zu sich zu nehmen, doch ein gesunder Start in den Tag ist nur mit einem ausgewogenen Frühstück möglich. Denn wir brauchen Energie, um früh morgens schon fit zu sein und uns konzentrieren zu können. Natürlich ist es nicht jedem immer möglich, eine halbe Stunde das Frühstück vorzubereiten und dann gemütlich zu essen, das lässt der Alltagsstress meist nicht zu. Trotzdem sollte wenigstens eine Kleinigkeit zu sich genommen werden. Kalorienbomben wie süße Säfte, Schokoladen-Aufstrich oder Süßes vom Bäcker kann man sich ruhig ab und an gönnen, die Versuchungen jeden Morgen zu genießen, macht jedoch nicht satt und liefert nur wenig Energie. Versuchen Sie lieber, gesunde Fette, Proteine und Kohlenhydrate ins Frühstück zu bringen. Perfekte Morgen-Lebensmittel sind Haferflocken, Sojaprodukte, Vollkornbrot und Obst, der beste Eiweißlieferant sind Eier. Quark und Joghurt geben ebenfalls Power, während Nüsse, Sonnenblumenkerne und Avocados voll mit gesunden ungesättigten Fettsäuren sind. Zuckerfreies Müsli, Chiapudding und Porridge bieten ebenfalls eine gute Grundlage. Aus diesen Lebensmitteln lassen sich doch schon einige leckere Frühstücke zusammenzaubern!

Wenn Sie morgens wirklich sehr wenig Zeit haben und sich dennoch nicht unterwegs etwas Schnelles und Ungesundes kaufen möchten, bereiten Sie Ihr Frühstück doch einfach schon abends vor. Schneiden Sie Snacks wie Gemüse und Obst zurecht und stellen Sie sie in den Kühlschrank. Bereiten Sie belegte Brote vor oder machen Sie ein sogenanntes Overnight-Porridge. Dafür wird lediglich eine Handvoll Haferflocken mit etwas Joghurt und Milch gemischt, hinzu können noch Zimt, Früchte, Nüsse, Samen oder etwas anderes Ihrer Wahl gegeben werden. Das Gemisch kommt dann in eine Dose oder in ein Einmachglas und wird über Nacht in den Kühlschrank gestellt. Am nächsten Morgen haben Sie dann ein leckeres und erfrischendes Frühstück, das Sie nicht mehr zubereiten müssen und Ihnen die nötige Energie gibt.

Wasser trinken

Der Vagus Nerv kann sogar angeregt werden, wenn wir große Schlucke kaltes und am besten noch stark kohlensäurehaltiges Wasser trinken. Allgemein gehört die regelmäßige Flüssigkeitszufuhr zu den wichtigsten Komponenten einer gesunden Ernährung. Zuckerhaltige Drinks erfrischen zwar und schmecken lecker, sind jedoch sehr schlecht für die Zähne und den Organismus allgemein. Das Beste, was Sie trinken können, ist und bleibt Wasser – die Quelle des Lebens. Vielen Menschen fällt es schwer, ans Wassertrinken zu denken, und sie nehmen über den Tag verteilt nicht die geforderten zwei bis drei Liter Flüssigkeit auf. Das ist fatal, denn Wasser wird gebraucht für Stoffwechselabläufe, Transportvorgänge, als Kühlmittel und als Bestandteil aller Körperzellen und -flüssigkeiten. Schließlich besteht der menschliche Körper im Durchschnitt zu 60 bis 75 Prozent aus Wasser. Ein Mangel an Wasser kann zu irreparablen Schäden im Organismus führen und hindert auch das Nervensystem am Arbeiten – und dieses ist ja mit einer Vielzahl von Organen verknüpft.

Das Wassertrinken, was meist als selbstverständlich angesehen wird, ist daher extrem wichtig, vor allem in heißen Sommern. Mittlerweile gibt es sogar Apps, die einen ans Trinken erinnern. Alternativ hilft es schon, immer eine Flasche Wasser in der Nähe zu haben und sie zu sehen. Ist Ihnen normales Sprudel- oder Leitungswasser zu langweilig, fügen Sie doch ein paar schmackhafte und dazu schön aussehende Lebensmittel dazu; wie wäre es mit ein paar Scheiben Zitrone, Orange, Limette, Gurke oder auch Kiwi? Oder wie wäre es mit Himbeeren, Erdbeeren, Blaubeeren oder mit erfrischender Minze? Im Winter bieten sich schmackhafte Tees an.

Bedenken Sie zudem, immer eine Flasche Wasser dabei zu haben – am besten eine aus Edelstahl oder Glas, denn so haben Sie nicht nur immer Wasser dabei, sondern Sie können auch auf umweltschädliche Plastikflaschen verzichten.

Probiotika

Wie Sie bereits wissen, ist das Darmnervensystem durch den Vagus mit dem Gehirn verbunden – die Darmflora beeinflusst das psychische Befinden in hohem Maße. Um wiederum die Darmflora positiv zu beeinflussen, können Sie vermehrt Probiotika zu sich nehmen. Sie sind vor allem in probiotischem Joghurt und anderen Milchprodukten enthalten, die mit speziellen Mikroorganismen angereichert sind. Diese haben gesundheitsfördernde Eigenschaften und helfen den bereits im Darm ansässigen Mikroben bei ihrer Arbeit. Mit am häufigsten als Probiotika verwendet werden Laktobazillen und Bifidobakterien. Durch Einnahme der Mikroorganismen erhöht sich die Zahl der arbeitenden, fördernden Bakterien und Krankheitserreger werden bekämpft, zusätzlich steigert sich die Aktivität von Immunzellen und Abwehrstoffe werden gebildet. Dadurch werden Verdauungsbeschwerden wie Blähungen, Durchfall oder Trägheit gemindert. Es gibt spezielle probiotische Lebensmittel und Nahrungsergänzungsmittel, doch bereits die Einnahme von Naturjoghurt, Sauerkraut, Buttermilch, Roter Bete und Vollkorngetreide erhöht die Anzahl der Probiotika.

Omega-3-Fettsäuren

Sehr hilfreich für die Erhöhung des vagalen Tonus sind des Weiteren Omega-3-Fettsäuren, welche der Körper nicht selbst produzieren kann und die wir daher regelmäßig zu uns nehmen müssen. Sie stärken die Nervenverbindungen im Gehirn und auch die Regulierung von Blutdruck, Verdauung und Herzschlag, also die Bereiche des vegetativen Nervensystems, an dem auch der Selbstheilungsnerv beteiligt ist.

Omega-3-Fettsäuren sind vor allem in Fischarten wie Thunfisch oder Lachs enthalten, aber auch in Speiseölen, Spinat, Avocados, Walnüssen, Leinsamen und Soja. Für einen schnelleren Effekt bietet sich auch die Einnahme von Fischöl, Algen oder Krillölkapseln an. Diese werden vom Körper besonders gut aufgenommen und aktivieren den Gehirnstoffwechsel und das Herz-Kreislauf-System.

Richtige Nährstoffe

Nährstoffe wie Magnesium, Zink und Vitamin C wirken sich positiv auf den Vagus Nerv aus, genauer gesagt auf die Verbindung von Gehirn und Darm. Ein Mangel an Zink kann z. B. dazu führen, dass auch psychische Beschwerden wie Angstzustände sich noch verschlimmern, die Gehirnfunktionen sind dann beeinträchtigt.

Um dem entgegenzuwirken, empfiehlt sich der Verzehr von nahrungsergänzenden Zinkpräparaten oder von Lebensmitteln wie Haferflocken, Kürbiskerne, Vollkornmehl, Hülsenfrüchte, Austern und Käse. Mineralstoffe sind wichtig für eine schnelle Wundheilung und für ein gesundes Wachstum von Haut und Haaren, sie sollten dem Körper also regelmäßig zugeführt werden.

Calcium und Magnesium sind besonders in grünem Gemüse wie Brokkoli, Porree und Grünkohl enthalten, aber auch in Orangen und Hülsenfrüchten. Kalium, welches die Übertragung von Nerven- und Muskelreizungen sowie die Gewebespannung verbessert, findet sich in Bananen, Sellerie, Birnen und Auberginen.

Die Stabilisierung des Blutzuckerspiegels wird von dem Mineralstoff Chrom unterstützt, dieses findet sich in Rosenkohl, Pilzen und Tomaten. Recherchieren Sie am besten nach gesunden Gerichten, die Ihnen schmecken und die an Ihre Ernährungsweise angepasst sind. Kochbücher, aber auch Internetseiten und soziale Medien sind eine tolle Quelle für inspirierende Rezepte!

ÜBUNGEN FÜR ZWISCHENDURCH

Eine gut abgestimmte Vagus-Routine unterstützt den Nervus Vagus am besten. Ab und zu kann es jedoch schwierig sein, diese Routine regelmäßig durchzuführen, wenn die Zeit oder der Elan fehlt. Trotzdem kann der Vagus im Alltag immer wieder mit kleinen Übungen und Tricks angeregt werden, die am besten ebenso zur Gewohnheit werden wie die Vagus-Routine zu Hause. Die folgenden Übungen eignen sich für eine kleine Pause zwischendurch und regen das parasympathische System sofort an.

Zungen- und Augenübungen

Als Vagus-Stimulierung für zwischendurch eignen sich kleine Gesichtsübungen. Besonders mittags zwischen 12:00 und 14:00 Uhr, wenn wir ein Tief haben und uns energielos fühlen, sind solche schnellen Übungen wirksam, um uns zu sammeln und dann wieder voll durchzustarten.

Beginnen Sie mit dem Zungenstretching, bei dem der Zungen-Kehlkopfnerv stimuliert wird, was zu einer sofortigen Beruhigung führt. Kreisen Sie dazu bei geschlossenem Mund mit der Zunge, pressen Sie sie nach vorn, rollen Sie sie ein und drücken Sie sie gegen die obere Gaumenpartie.

Auch Augenübungen stimulieren die Hirnnerven und führen automatisch zu einer entspannteren Atmung. Tiefenentspannung erreichen Sie, wenn Sie sich die Naheinstellung Ihrer Augen zunutze machen und vor einer hellen Lichtquelle, also einer Lampe oder einem Fenster, die Augen schließen und Ihre Augenlider von hinten fokussieren. Zunächst wird Ihnen nur eine flimmernde Schwärze bewusst werden, aber bereits nach ein paar Sekunden werden Sie Farbenspiele und schwarze Punkte wahrnehmen, die Sie fixieren können. Kombinieren Sie das mit einer meditativen, langsamen Atmung und Sie werden spüren, wie sich Ihre Muskeln entspannen und sich Ihr Herzschlag verlangsamt.

Den gleichen Effekt haben Doppelbilder. Bei dieser Übung legen Sie als erstes den Zeigefinger an die Nasenspitze und konzentrieren sich mit geöffneten Augen auf diesen Punkt. Entfernen Sie den Finger dann sehr langsam in einer geraden Bahn von der Nase weg und Sie werden auf einmal zwei Fingerspitzen sehen. Ist der Finger etwa 20 cm von Ihrem Gesicht entfernt, verbinden sich die beiden Erscheinungen wieder zu einem Finger. Wiederholen Sie das 3-mal, immer sehr langsam und konzentriert, um ihr parasympathisches Nervensystem zu stimulieren.

Soziale Interaktion

Nicht zu unterschätzen ist auch die soziale Interaktion mit Ihren Mitmenschen. Ist der Sympathikus zu stark ausgeprägt, fällt es uns schwerer, mit anderen zu kommunizieren und uns zu öffnen. Aber vor allem bei psychischen Erkrankungen wie Depressionen und Angststörungen ist Austausch wichtig. Körperliche Nähe, wie Umarmungen, Küssen und auch Sex, führt zu positiver Hormonausschüttung und stärkt damit die Nervenverbindungen. Einzelgängertum und gemeinschaftswidriges Verhalten hingegen führen in eine Abwärtsspirale, die auch physische Symptome wie Migränen, Nervosität, Überempfindlichkeit, grundloses Schwitzen, Zähneknirschen und Kurzatmigkeit mit sich bringt.

Dagegen hilft regelmäßiger Austausch mit Freunden und der Familie – rufen Sie einmal wieder einen lieben Menschen an, treffen Sie sich spontan mit einem Arbeitskollegen oder schreiben Sie sogar Briefe.

Wenn der zwischenmenschliche Kontakt als Erstes von Ihnen ausgeht, fühlt sich Ihr Gehirn noch mehr bestätigt und die Wahrscheinlichkeit ist höher, dass Sie Selbstzweifel ablegen und Ihnen der Umgang mit Menschen leichter fällt.

Die positiven Gedanken beeinflussen auch die Hirnnerven wie den Vagus und das parasympathische Nervensystem reagiert schneller und besser. Haben Sie gute Beziehungen zu Mitmenschen, sind Sie optimistischer und treten Ihren Beschwerden nicht mehr so abgekämpft entgegen. Plagen Sie Verdauungsprobleme, Schlafstörungen oder anderweitige Symptome, fühlen Sie sich dank sozialer Interaktion nicht mehr hilflos, sondern Sie sind nach einem Austausch mit anderen motivierter, etwas gegen die Probleme zu tun.

Auch Dankbarkeit ist für die psychische Gesundheit wichtig. Nehmen Sie sich z. B. jeden Abend ein paar Minuten Zeit, um in ein Notizbuch zu schreiben, für was Sie dankbar sind.

Schreiben Sie für jeden Tag drei Dinge auf, die Ihnen im Leben Freude bereiten. Das können größere Dinge sein, wie Ihre Kinder oder ein Hobby, aber auch kleine Momente im alltäglichen Leben oder Erinnerungen. So fördern Sie Ihr Gedächtnis und schütten Glückshormone aus, die sich positiv auf die Gesundheit auswirken.

Singen, Summen, Gurgeln

Eigentlich trainiert den Vagus Nerv alles, was die Stimmbänder stimuliert und den Kehlkopf beansprucht. Denn seine Fasern erstrecken sich bis an die Stimmritze. Besonders Sprechen, Singen, Summen, Schnurren und Gurgeln haben dabei einen positiven Effekt. Das haben Sie bestimmt schon bemerkt, wenn Sie bei guter Laune durchs Haus gelaufen sind und dabei vor sich hin gesungen haben – das steigert die Laune umso mehr, wir fühlen uns beschwingt und beruhigt durch den Klang unserer eigenen Stimme.

Summen Sie also öfter vor sich hin, egal, ob ganze Lieder, Mantren oder simple Melodien. Das erhöht die Herzratenvariabilität und führt zur Ausschüttung von Hormonen, die unsere Empathie stärken. Der vagale Tonus erhöht sich und der Körper beruhigt sich selbst.

Vor allem beim Sprechen der Vokale A, O und U geschieht dies schnell, da sie zusätzlich den Brustraum in Schwingung versetzen. Wenn Sie die Aktivierung des Vagus mit heilender sozialer Interaktion verbinden wollen, erkundigen Sie sich einmal nach lokalen Chor- und Gesangsgruppen! Durch das gemeinsame Singen in der Gruppe erhöht sich der vagale Tonus umso mehr und die schönen Momente geben Ihnen die Kraft, sich den Ängsten und Sorgen zu stellen.

Abgesehen von Singen und Summen lässt sich auch Gurgeln leicht in den Alltag integrieren. Gurgeln Sie einfach jeden Tag nach dem Zähneputzen mit einer kleinen Menge Wasser für 1 bis 2 Minuten und der Nervus Vagus wird aktiviert.

Akupunktur

Eine bewährte Behandlung, die Sie insbesondere bei scheinbar nicht bekämpfbaren Symptomen ausprobieren sollten – die Akupunktur. Bei der Akupunktur werden an bestimmten Körperbereichen dünne Akupunkturnadeln gesetzt, die dort dann etwa 20 bis 30 Minuten stecken bleiben und ihre Wirkung entfalten, während man sich entspannt. Akupunktur ist vor allem beliebt, weil die Effekte schnell eintreten und die Behandelten innerhalb von wenigen Minuten zur Ruhe kommen.

Die ursprünglich aus China stammende Behandlungsmethode wirkt schmerzlindernd, fördert die

Durchblutung, stärkt die Immunkräfte und wirkt sich auch auf das vegetative Nervensystem aus. Denn der Reiz der Nadeln sendet stimulierende Impulse zum Gehirn und verursacht die Ausschüttung von Serotonin, Morphinen und Endorphinen, also von Glückshormonen. Die Aktivität des Gehirnstoffwechsels wird erhöht, was die Hirnnerven miteinschließt.

Eine Studie des Psychologischen Instituts der Universität Zürich hat herausgefunden, dass bei Akupunktur des Ohrs die vagale Aktivität, also der vagale Tonus, tatsächlich erhöht wird. Die Ohrmuschelakupunktur ist daher besonders effektiv. Das Ganze mag zwar bizarr aussehen, ist aber wirklich gesund und fördert durch Stimulation den Vagus Nerv.

Sport

Ausdauernde Bewegung im Alltag ist wichtig, um den Körper fit zu halten. Dabei konzentrieren wir uns meist nur auf die Anstrengung an sich und vergessen alles, was uns gerade belastet.

Die Wachstumshormone im Gehirn werden erhöht, wir fühlen uns richtig gefordert und nach einer morgendlichen Runde Joggen sind wir erfrischt und wach. Wie bereits erwähnt wird auch der Vagus

Nerv beim Sport trainiert.

Am besten empfiehlt sich Ausdauertraining, das den Körper über einen längeren Zeitraum gleichmäßig fordert und so verhindert, dass Sie nach 10 Minuten schon aus der Puste sind. Fahrradfahren, Joggen, Nordic Walking und Schwimmen sind optimal. Fangen Sie mit kurzen Strecken an, achten Sie beim Sport auf Ihre Atmung und unternehmen Sie nach ein paar Wochen immer öfter und immer längere Touren.

Drei- bis sechsmal die Woche Ausdauersport für eine halbe Stunde wird Sie im Alltag konzentrierter und entspannter machen. Schlecht geeignet sind hektische Sportarten wie Fußball, Handball oder Squash, also solche, bei denen der Körper schnell ruckartige Bewegungen ausführen muss. Denn dann sind Sie angespannt und anstatt des Parasympathikus wird der Sympathikus gefördert.

Wenn Sie Probleme mit dem Herzrhythmus haben, sollten Sie auch die Bauchpresse in Erwägung ziehen. Dafür machen Sie sogenannte Crunches. Legen Sie sich dabei auf den Rücken, winkeln Sie die Beine an und spannen Sie die Bauchmuskulatur an, indem Sie den Nabel Richtung Rücken einziehen. Ihre Atemzüge sind ruhig und gleichmäßig.

Legen Sie dann die Hände in den Nacken, winkeln Sie die Ellenbogen an und heben Sie den Rumpf ein paar Zentimeter vom Boden ab, bevor Sie ihn wieder langsam senken. Wiederholen Sie das 10-

mal, ohne dass Arme, Kopf und oberer Rücken den Boden ganz berühren. Dabei kommt die gesamte Kraft aus dem Bauch und der Selbstheilungsnerv wird durch das Zusammenziehen des Bauchinnenraums gefordert.

Um Sport zu einer Gewohnheit zu machen, ist es sinnvoll, sich kleine Ziele zu stecken und sich in verschiedenen Sportarten auszuprobieren. Fällt es Ihnen dennoch schwer, wöchentlich Bewegung in den Alltag zu bekommen, fragen Sie Ihnen nahestehende Personen nach Unterstützung. Vielleicht möchte Ihr Partner oder eine gute Freundin von Ihnen ja auch mehr Sport machen? Gegenseitige Motivation und Kontrolle kann wahre Wunder bewirken, zudem werden beim gemeinsamen Schweißtreiben positive Emotionen ausgelöst und Sie verbinden Sport nicht mehr mit Qualen, sondern mit Spaß!

Tanzen

Schwimmen, Joggen oder Nordic Walking sind nichts für Sie? Wie wäre es denn mit einer ganz anderen Art der Bewegung – das Tanzen! Tanzen verbessert die Beweglichkeit des Körpers und strengt gleichzeitig das Gehirn an, da Wachheit, Konzentration und Kreativität von zentraler Wichtigkeit sind.

Des Weiteren wird das Herz-Kreislauf-System angeregt und nach dem Tanzen hat der Körper Anspannung und Stress komplett losgelassen. Sehnen und Bänder werden gedehnt, insbesondere die Bein- und Rückenmuskulatur werden gestärkt und Glückshormone werden ausgeschüttet. Der enge Kontakt mit einer anderen Person verstärkt diese Wirkung zusätzlich. Darüber hinaus wird beim rhythmischen Bewegen zu Musik das vegetative Nervensystem angeregt und somit wird der Selbstheilungsnerv stimuliert.

Die Anmeldung für einen Tanzkurs oder gelegentliches Tanzen in einer Diskothek oder auf Veranstaltungen macht uns also glücklich und ist gleichzeitig gut für die Gesundheit. So viel Aufwand ist dabei gar nicht einmal nötig, denn selbst, wenn Sie in der Mittagspause oder beim Kochen etwas herumtanzen und sich rhythmisch bewegen, wirken sich die gesundheitsfördernden Effekte auf Sie aus. So trainieren Sie Ihren Vagus auf spielerische Weise und tanzen den Stress buchstäblich einfach weg!

MASSAGEN

Dass Massagen entspannen und zu Gelassenheit führen, ist bekannt. Aber auch Selbstheilungskräfte werden dadurch gestärkt, vor allem bei intensiven

Massagen einzelner Körperbereiche wie den Füßen oder der Halsschlagader. Eine einfache Fußmassage durch Barfußlaufen erhöht bereits den vagalen Tonus, senkt die Herzfrequenz und den Blutdruck. Aber auch klassische Massagetechniken, die ganz einfach zu Hause durchgeführt werden können, unterstützen das Nervensystem und helfen zusätzlich dabei, psychischen Stress zu mindern. Denn generell wirkt jede Beschäftigung mit dem eigenen Körper heilend und sie stärkt das Bewusstsein für uns selbst.

Als Vorbereitung für eine Selbstmassage ist die richtige Umgebung sehr wichtig. Sorgen Sie für eine angenehme Atmosphäre, indem Sie ein paar Duftkerzen anzünden, ruhige Musik im Hintergrund laufen lassen und sicherstellen, dass Sie nicht gestört werden. Ob Sie Hilfsmittel wie Massagebälle verwenden oder nur mit den Händen arbeiten, ist ganz Ihnen überlassen. Besonders für Anfänger ist es von Vorteil, mit den Händen zu arbeiten; denn die Finger sind wahre Präzisionswerkzeuge und erlauben es Ihnen, Muskelverhärtungen oder schmerzende Stellen genau zu erspüren. Allerdings können Hände auch ermüden und irgendwann selbst schmerzen, wenn Sie über einen längeren Zeitraum zu viel Druck ausüben. Führen Sie also lieber schonende Bewegungen aus.

Die folgenden Übungen sind als Anleitung für die Selbstmassage zu verstehen und zeigen unterschiedliche Techniken für das Massieren am eigenen Körper auf. Natürlich können Sie sie aber auch mit einem Partner durchführen, in dessen Nähe Sie sich wohlfühlen, und zusammen Verspannungen beseitigen. Der enge Kontakt mit einem anderen Menschen verstärkt dann die Aktivierung des Nervus Vagus.

Druckmassage am Hals

Besonders effektiv ist die Aktivierung direkt am Hals durch eine leichte Druckmassage. Denn an der Halsschlagader, wo die Blutgefäße des Halses sitzen, befinden sich Sinneszellen, die die Stärke des Drucks messen. Die an das Gehirn gesendeten Signale bewirken, dass der Vagus aktiv wird und den Blutdruck anpasst. Wird die Halsschlagader einseitig massiert, wird ein erhöhter Druck vorgetäuscht und der Blutdruck fällt schnell. Legen Sie sich als Erstes in eine bequeme Position und massieren Sie mit Zeige- und Mittelfinger sanft die Schläfen in kreisenden Bewegungen. Ziehen Sie die Finger dann in einer geraden Linie an den Seiten des Gesichts entlang bis zum Hals. Dort führen Sie mit leichtem Druck nun kreisende Bewegungen aus. Arbeiten Sie sich den Hals herunter bis zum Dekolleté und dann wieder hoch an die Halsschlagader. Lassen Sie sich dabei Zeit, atmen Sie ruhig und führen Sie die Massage für mindestens drei Minuten aus.

Diese Massage hilft bei erhöhtem Bluthochdruck, sollte aber nur im Liegen und mit sehr sanften Bewegungen ausgeführt werden, da sich sonst der hintere Teil des Vagus aktiviert und die Gefahr einer Ohnmacht droht.

Druck auf die Augen

Auch Druck auf die geschlossenen Augen stimuliert die Nerven, insbesondere den 3. Hirn Nerv. Begeben Sie sich dazu erneut in eine angenehme Position, führen Sie Ihre Hände ans Gesicht und üben Sie mit den Handballen leichten Druck auf die Augäpfel aus. Kreisen Sie jetzt mit den Handballen leicht über die geschlossenen Lider und massieren Sie gleichzeitig mit den Fingern Stirn, Haaransatz und Kopfhaut. So wird eine Vielzahl von empfindlichen Partien unter der Haut gereizt, die Impulse ans Gehirn und an die Nerven senden. Außerdem entspannen Sie sich schnell und atmen automatisch ruhiger. Diese Druckmassage hilft beim Einschlafen und aktiviert den Vagus sofort.

Fingertechnik

Die Fingertechnik eignet sich vor allem dann, wenn

Sie einen bestimmten Spannungs- oder Schmerzpunkt gezielt behandeln wollen. Um einen solchen auszumachen, fahren Sie langsam mit der Handfläche über die betroffene Muskelgruppe und erhöhen Sie dabei den Druck auf das Gewebe. Wenn Sie die Stelle gefunden haben, an welcher der Knoten offenbar sitzt, legen Sie Ihren Zeige-, Mittel- und Ringfinger an den Fingerspitzen zusammen und drücken Sie mit Ihnen in die Haut. Sie ziehen Ihre Finger dann über den Punkt, rutschen mit ihnen dabei jedoch nicht über die Haut, sondern verschieben das Gewebe. So massieren Sie den unter der Haut liegenden Muskel mit leichtem Druck. Haben Sie die betroffene Stelle durch diese Technik massiert, nehmen Sie den Druck von den Fingern und setzen diese am Ausgangspunkt erneut an. Benutzen Sie dabei auch Ihre andere Hand, um die Massagehand zu unterstützen und noch mehr Druck auszuüben, ohne die Handgelenke zu sehr zu beanspruchen. Sollten Sie nach wiederholter Massage immer noch keine Schmerzlinderung erfahren, suchen Sie am besten einen Arzt oder Physiotherapeuten auf.

Massage mit Tennisball

Eine Selbstmassage am Rücken ist natürlich schwierig, schließlich gelangen Sie mit den Händen kaum an diese Stelle. Trotzdem sollte der Rücken bei der Massage nicht ausgelassen werden, besonders dann, wenn Sie an Rückenschmerzen leiden. Studien zufolge leidet beinahe jeder dritte Erwachsene an gelegentlich auftretenden oder chronischen Rückenschmerzen. Eine echte Volkskrankheit also, die vor allem auftritt, wenn man viel und oft sitzt, ohne sich zwischendurch zu bewegen. Um die Schmerzen zu lindern oder einfach so die Rückenmuskulatur zu entspannen, können Sie einen Massage- oder schlicht einen Tennisball zur Hilfe nehmen. Dieser wird zwischen die Schultern und eine Wand positioniert, sodass Sie ihn mit dem Körper leicht gegen die Wand drücken und ihn so vom Herunterfallen hindern. Heben Sie dann beide Arme über den Kopf und bewegen Sie den Rumpf so, dass der Tennisball das Gewebe massiert. Dabei können Sie den Ball immer wieder neu positionieren und nach und nach die gesamte Rücken-, Schulter und Nackenpartie bearbeiten, bis Ihre Schmerzen gelindert sind.

Fußreflexzonenmassage

Die Fußreflexzonen

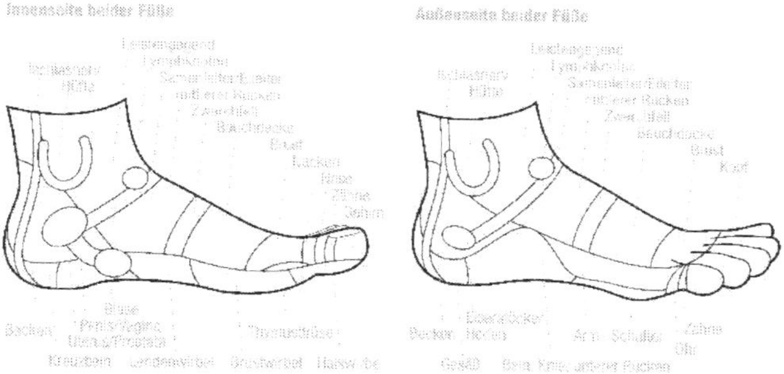

Wie bereits erwähnt, reagiert der Vagus vor allem an den Füßen und kann dort aktiviert werden, da sich hier besonders viele Nerven befinden. Deswegen ist die sogenannte Fußreflexzonenmassage eine effektive Methode zur Stärkung der Selbstheilungskräfte und hilft bei Gelenkschmerzen, Wirbelsäulenleiden, Verkrampfungen, Schlafproblemen, Durchblutungsstörungen, Kopfschmerzen und Entzündungen. Sie kann auch lediglich präventiv angewandt werden um die Gesundheit zu verbessern und Entspannung zu bewirken. Der Theorie der Reflexzonen nach ist die Fläche des Fußes in unterschiedliche Zonen eingeteilt, wobei jede Zone mit einem bestimmten Organ verknüpft ist und dieses beeinflusst. Werden diese Zonen massiert, hat das

Einfluss auf den Organismus. Durch den ausgeübten Druck wird der Meridianfluss, also der Nervenfluss, angeregt und gewisse Körperfunktionen unterstützt. Auf der hier abgebildeten Grafik können Sie genau sehen, welcher Fußbereich mit welchem Organ in Verbindung steht. Im Prinzip ist alles im Organismus miteinander verbunden. Jede Berührung einer Körperstelle hat einen Effekt auf den restlichen Körper, und mag er auch noch so klein sein. Stellen Sie sich den Körper in dieser Hinsicht als einen See vor – selbst der kleinste Kiesel, der in ihn geworfen wird, erzeugt kleine Wellen. Mit der Fußreflexzonenmassage können Sie Wellen erzeugen, die ganz bestimmte Bereiche erreichen und aktivieren.

Bei Physiotherapeuten und Masseuren ist die Fußreflexzonenmassage seit langem beliebt und sie kann ganz einfach zu Hause durchgeführt werden. Die Massage ist schmerzfrei und sollte vor dem Essen durchgeführt werden, da der Verdauungsprozess die gesundheitsfördernden Effekte mindern kann. Zu beachten ist außerdem, dass die Massage lieber nicht durchgeführt werden sollte wenn Sie am Pilzbefall, offenen Wunden am Fuß, Rheuma, Osteoporose, hohem Fieber oder Gefäßentzündungen leiden. Falls Sie an einer der Erkrankungen leiden, halten Sie lieber noch einmal Absprache mit Ihrem Arzt.

Als Vorbereitung für die Massage gönnen Sie sich am besten ein wohltuendes Fußbad. Das verschafft bereits Entspannung und pflegt. Cremen Sie die Füße ein und begeben Sie sich in eine für Sie bequeme Position auf einem Sofa oder Bett. Sie können sich auch auf eine Yogamatte setzen und den Fuß auf ein Kissen legen, damit Sie ihn besser erreichen. Setzen Sie sich so hin, dass Sie einen Fuß gut mit beiden Händen erreichen können. Widmen Sie sich als erstes dem rechten Fuß und verreiben Sie etwas Massageöl in den Händen, um den Entspannungseffekt noch mehr zu steigern. Streichen Sie dann erst einmal sanft über die Fußsohle, die Ferse und die Zehen. Letztere ziehen Sie sanft etwas in die Länge, um sie zu dehnen und die Gelenke zu lockern.

Als nächstes widmen Sie sich den verschiedenen Zonen der Füße, die mit anderen Körperbereichen in Verbindung stehen. Betrachten Sie das Bild der Fußreflexzonen genau und identifizieren Sie, welche Körperbereiche Sie aktivieren möchten. Für eine gründliche Fußreflexzonenmassage können Sie sich den Fuß auch gleich in voller Länger vornehmen, z.B. an der Ferse anfangen und damit das Becken unterstützen, dann an den Fußsohlen die Reproduktionsorgane anregen und an den Zehen den Kopfbereich stimulieren. Hüfte und Ischiasnerv sind mit dem Bereich um den Knöchel verbunden, die Lymphknoten, das Zwerchfell und die Bauchdecke lassen sich eher an der Fußoberseite behandeln. Die Massage an sich ist recht simpel. Sie legen die Hand um den Fuß und setzen den Daumen an die Zone, die Sie anregen möchten. Dann üben Sie Druck aus, der mit den Sekunden immer stärker wird. Natürlich dürfen keine blauen Flecken zurückbleiben, doch das Gewebe sollte schon deutlich eingedrückt werden. Halten Sie den Druck für mindestens 30 Sekunden und reiben Sie dann über die Stelle. Danach können Sie den Daumen erneut an die Zone ansetzen, diesmal aber in einem anderen Winkel. Konzentrieren Sie sich dabei nur auf die spezielle Zone und den Körperbereich, den Sie positiv beeinflussen wollen. Sie werden schnell merken, dass die empfindlichen Nerven an den Füßen reagieren.

PROGRESSIVE MUSKELENTSPANNUNG

Die Progressive Muskelentspannung ist eine der beliebtesten und wirksamsten Entspannungstechniken, die eine Vielzahl von gesundheitsfördernden Nebenwirkungen mit sich bringt und ganz einfach zu Hause selbst durchgeführt werden kann. Die auf den amerikanischen Physiologen Edmund Jacobsen zurückgehende Methode hat zum Ziel, durch abwechselndes An- und Entspannen der einzelnen Muskelbereiche eine tiefgreifende und langanhaltende Ruhe im Körper auszulösen. Auf diese Weise verbessert sich die Körperwahrnehmung und Unruhe und unbewusster Anspannung wird entgegengewirkt. Bei akuten Symptomen wie einer schnellen Atmung, Herzrasen oder starkem Schwitzen, die vom Sympathikus ausgelöst und gesteuert werden, hilft die Progressive Muskelentspannung dabei, den Körper wieder zu beruhigen und zu lockern. Dabei wird gezielt vorgegangen: Nacheinander wird sich verschiedenen Muskelpartien gewidmet. Diese Entspannungstechnik können Sie allein oder mit anderen durchführen, sie lässt sich auch super mit anderen Techniken, wie Atemübungen oder Gymnastik, verbinden. Die Vorteile der Methode sind wissenschaftlich belegt und sie wird seit mehreren Jahrzehnten zur unterstützenden Behandlung von psychischen und körperlichen Störungen genutzt. Darüber hinaus kann sie Schlafstörungen verbessern – allerdings ist es wichtig, die Technik erst an sich selbst zu erlernen, um sie dann in der stressigen, unruhigen Situation zuverlässig anwenden zu können. Mit der Zeit lernen Sie so, Stress besser zu bewältigen und den Sympathikus sozusagen zum Herunterfahren zu zwingen.

Nun folgt die Anleitung für eine typische Progressive Muskelentspannung, die selbst durchgeführt werden kann. Zum Erlernen der Technik sollten Sie bei den ersten Anwendungen entspannt sein und die Übungen im Liegen oder in einem bequemen Sessel ausführen.

Arme und Hände

Stellen Sie als Erstes sicher, dass Sie in der nächsten halben Stunde nicht gestört werden. Tragen Sie lockere Kleidung und atmen Sie ein paar Mal tief ein und aus. Begonnen wird dann mit den Muskeln in Armen und Händen. Ballen Sie als Erstes Ihre dominante Hand zu einer Faust, wobei auch der Unterarm trainiert wird. Darauffolgend winkeln Sie den Unterarm Richtung Himmel an und spannen dabei den Oberarm an, der gegen den Brustkorb gedrückt wird. Die Anspannung sollte für fünf bis zehn Sekunden gehalten werden, dabei müssen Sie jedoch nicht so viel Kraft aufwenden, dass der komplette Arm zuckt und krampft – eine leichte Spannung reicht bereits aus.

Leiten Sie die Anspannung auch in Gedanken an, indem Sie sich immer wieder sagen, „Halten, halten, halten...und jetzt loslassen“, oder indem Sie die Sekunden zählen. Nach dem Anspannen lassen Sie Arme und Hände komplett locker für 30 Sekunden, bevor Sie das Ganze wiederholen und dann am anderen Arm ausführen. Achten Sie auf eine gleichmäßige Anspannung auf beiden Seiten.

Beine, Füße, Gesäß

Weiter geht es mit den Muskeln der unteren Körperbereiche, vornehmlich denen der Beine, Füße und des Gesäßes. Spannen Sie Ihre Füße an, indem Sie die Zehen für mehrere Sekunden zusammenkrallen. Winkeln Sie den Fuß dann so Richtung Himmel an, dass Sie an der Ferse und Wade ein deutliches Ziehen spüren, und halten Sie diese Position für weitere zehn Sekunden. Dann wieder 30 Sekunden lockerlassen, bevor Sie das Bein gerade anheben und damit die Oberschenkelmuskulatur anspannen.

Wenn Sie beim Anspannen der Muskeln automatisch den Atem anhalten, ist das völlig normal. Sie können aber auch kontrolliert weiter ein- und ausatmen und sich weiterhin auf die Muskeln konzentrieren. Wiederholen Sie die Übung auf der anderen Seite und spannen Sie dann die Hinternpartie an, indem Sie die Pobacken zusammendrücken oder eine Backe einzeln anspannen und dann die andere. Denken Sie immer an die 30 Sekunden langen Pausen zwischendurch und wiederholen Sie die An- und Entspannung mindestens zweimal. Während der Pausen sollten sich Ihr Atem und Ihr Herzschlag nach der Anstrengung wieder beruhigen, zwischendurch können Sie sich strecken und dehnen. Die Progressive Muskelentspannung der unteren Extremitäten eignet sich besonders für Leute, die im

Büro oder anderswo über einen längeren Zeitraum sitzen müssen. Sie nimmt nicht nur innere Anspannung, sondern sorgt zudem für eine bessere Durchblutung und hilft gegen Müdigkeit.

Rücken, Oberkörper, Bauch

Nehmen Sie sich nun die Muskelbereiche im Rücken, Oberkörper und Bauch vor. Achten Sie hierbei besonders auf Ihre Atmung und lassen Sie sich Zeit. Führen Sie zunächst beide Schultern leicht nach hinten und spannen Sie Ihre Brustmuskeln an, indem Sie langsam und tief einatmen. Jetzt spannen Sie die Bauchmuskeln an, wie, wenn Sie sehr heftig lachen, und steuern mit den Muskeln der Lendengegend dagegen. Testen Sie aus, ob Ihnen das im Sitzen oder Stehen besser gelingt! Sagen Sie sich wieder, „Halten, halten, halten…“, bis Sie die Muskeln für fünf bis zehn Sekunden angespannt haben.

Nach der Pause spannen Sie dann den unteren Rücken an, indem Sie ein Hohlkreuz machen. Versuchen Sie, sich die Anspannung der Körperpartie genau vorzustellen: Die Anspannung ist der Stress, den Sie mit der Entspannung der Muskeln loslassen.

Kopf, Gesicht, Nacken

Die Muskeln von Hals, Nacken und Gesicht sollten nicht vernachlässigt werden! Sicher haben Sie schon einmal Stresszucken erfahren, wobei in besonders stressigen Zeiten ein bestimmter Muskel im Körper, meist im Gesicht, unkontrolliert zuckt. Das kann dann sehr nervig sein und ist ein sicheres Zeichen dafür, dass sich Ihre Psyche auf den Körper auswirkt und Sie überfordert sind. Progressive Muskelentspannung im Gesicht kann sofort gegen dieses Stresszucken helfen.

Ziehen Sie als Erstes die Augenbrauen hoch und runter, spannen Sie die Muskeln an Ihrem Scheitel an und runzeln Sie die Stirn. Halten Sie die Anspannung wieder und versuchen Sie dabei auch, die Muskeln hinter den Ohren zu aktivieren. Jetzt arbeiten Sie sich herunter und kneifen die Augen für mehrere Sekunden zusammen, sodass sich die kleinen Muskeln am Wangenknochen anspannen. Rümpfen Sie dann die Nase und versuchen Sie bewusst, alle Gesichtsmuskeln um die Nase herum anzuspannen.

Als Nächstes beißen Sie die Zähne leicht aufeinander und pressen die Lippen gegeneinander. Öffnen Sie danach den Mund weit und ziehen Sie den Unterkiefer so weit nach unten, wie es geht – wenn Sie diese Grimassen vor einem Spiegel machen, ist

Ihnen ein Lachanfall garantiert! Aber die Übung soll natürlich gewissenhaft durchgeführt werden, also geht es nach einer weiteren 30-Sekunden-Pause weiter mit Hals und Nacken. Ziehen Sie die Schultern hoch bis an die Ohren und drücken Sie den Hals nach hinten. Lassen Sie danach wieder locker und bewegen Sie das Gesicht noch ein paar Mal. Das hilft auch gegen Müdigkeit und Schlaffheit!

Abschließen

Wie bei so gut wie allen Entspannungstechniken ist es von Vorteil, Körper und Geist mit einer abschließenden Übung das Signal zu geben, dass das "Training" nun vorbei ist. Damit Sie von der Progressiven Muskelentspannung noch lange etwas haben, konzentrieren Sie sich noch einmal auf jede Muskelgruppe individuell.

Atmen Sie tief in den Bauch ein und wieder aus, strecken und dehnen Sie die Glieder ausgiebig und schütteln Sie Beine und Arme aus. Lassen Sie die Schultern kreisen, winkeln Sie die Oberschenkel an und hüpfen Sie ein paar Mal auf und ab. Ziehen Sie noch einmal alle Muskeln im Gesicht zusammen, drehen Sie den Oberkörper nach rechts und links und ziehen Sie die Oberschenkel abwechselnd an den Bauch. Denken Sie dabei, „Die Übung ist jetzt beendet und ich bin bereit für den Tag“. Sie sollten sich nun ausgelassen und fit fühlen.

MORGENÜBUNGEN

Die Art, wie wir in den Tag starten, ist entscheidend dafür, wie motiviert wir über einen längeren Zeitraum sind, welchen Belastungen wir standhalten können und ob wir mit uns zufrieden sind. Das kennen Sie sicher auch; hat man verschlafen und muss sich hektisch fertig machen, läuft es nach dem Morgen meistens genauso schlecht weiter und die Motivation lässt sich nicht blicken. Das kommt unter anderem daher, dass der Körper einen Schockmoment erlebt hat, in dem der Sympathikus in kurzer Zeit sehr angespannt war. Das periphere Nervensystem muss diesen Schock dann erst einmal verarbeiten – das kann dauern. Wer kann schon ausdauernd den Alltag bewältigen, wenn er „mit dem falschen Fuß" aufgestanden ist? Als Morgenmuffel sind Sie nicht allein: Viele Leute können sich zur frühen Tageszeit nicht aufraffen, was oft mit Schlafmangel zusammenhängt. Umso wichtiger sind heilsame Morgenrituale, nach denen Sie sich erfrischt und bereit für den Tag fühlen. Diese Rituale geben viel Sicherheit und verschaffen einen klaren Kopf, sodass Sie jeden Tag aufs Neue Ihr Bestes geben können.

Kältebad

Für die Aktivierung des Vagus Nervs eignet sich eine Kältebehandlung optimal – wird der Körper regelmäßig kalten Temperaturen ausgesetzt, stärkt dies das Immunsystem und der Sympathikus reagiert nicht mehr zu schnell und drastisch. Zudem verringert sich das Entzündungsrisiko und Schmerzen werden durch die hervorgerufene Muskelanspannung und -entspannung gelindert. Auch der Stoffwechsel und die Schilddrüse werden angeregt.

In der sogenannten Kryotherapie werden die entzündungshemmenden Eigenschaften der Kälte bereits genutzt, um Behandlungen wie Rheumatologie und Traumatologie zu unterstützen und das parasympathische Nervensystem zu aktivieren.

Wahrscheinlich haben Sie keine große Lust dazu, im Winter leicht bekleidet in den Schnee zu springen oder ein Eisbad zu nehmen. Das ist nicht nur unangenehm, sondern kann auch gefährlich werden. Unterkühlungen sollten nicht unterschätzt werden. Es gibt aber noch andere Methoden, das Nervensystem durch Kälte zu stärken, wie z. B. ein kaltes Gesichtsbad. Tauchen Sie dafür einfach Ihr Gesicht in kaltes Wasser oder legen Sie sich einen kalten Waschlappen auf die Gesichtspartie. Besonders im Sommer ist auch eine Gesichtsmassage mit Eiswürfeln effektiv. Wer sich mehr zutraut, kann sich an kaltes Duschen gewöhnen. Stellen Sie dafür bei der nächsten Dusche das Wasser für 30 Sekunden so kalt, wie Sie es aushalten können.

Wenn Sie das Wasser danach wieder wärmer stellen, wird die Blutzirkulation angeregt und Sie fühlen sich wacher und konzentrierter. Beim nächsten Mal dehnen Sie das Intervall weiter aus, bis die kalte Dusche am Morgen zur Routine wird. Sie können es jedoch auch bei der einfachen Wechseldusche belassen und das Wasser abwechselnd kalt und wieder warm stellen. Ihren Vagusnerv wird es freuen!

Trockenbürsten

Das Trockenbürsten ist ein altbewährtes Hausmittel, das viele Leute heutzutage gar nicht mehr kennen. Schade, denn diese Methode ist ein sanfter und gleichzeitig effektiver Wachmacher und erleichtert Körper und Geist das Aufstehen. Viele wenden das Trockenbürsten schon morgens im Bett an, um sich physisch wie psychisch richtig wach zu machen. Aber was bedeutet das überhaupt? Eigentlich genau das, wonach es sich anhört: Man bürstet sich mit einer trockenen Bürste. Dabei wird vorzugsweise eine Bürste aus Holz mit Naturfasern in kreisenden

Bewegungen über die Haut bewegt, sodass die Körperteile massiert werden. Nicht nur das Nervensystem, auch die Blutzirkulation und das Herz-Kreislauf-System werden so angeregt und das Immunsystem wird unterstützt. Wenn verschiedene Stoffe im Körper durch eine solche Anregung schneller transportiert werden, können Krankheitserreger schneller bekämpft und Abwehrkräfte gestärkt werden. Dazu kommt ein kleiner Schönheitseffekt: Die Haut wird bei regelmäßigem Trockenbürsten gestrafft und das Bindegewebe wird gefestigt.

Erarbeiten Sie sich am besten ein bestimmtes Schema bzw. einen bestimmten Ablauf fürs Trockenbürsten und führen Sie dies dann jeden Morgen durch. Normalerweise fängt die Morgenmassage an den Füßen an und man arbeitet sich langsam Richtung Oberkörper vor. Die nicht zu harte Bürste sollte sich angenehm auf der Haut anfühlen, vielleicht spüren Sie auch ein wachmachendes Kribbeln oder Kitzeln. An den Armen bewegen Sie die Bürste in kreisenden Bewegungen von der Hand bis zur Schulter und am Dekolleté entlang. Vergessen Sie nicht Rücken, Brust und Bauch, wobei die Massagebewegungen immer Richtung Herz führen sollten. Um Augenringen entgegenzuwirken und der empfindlichen Haut im Gesicht etwas Gutes zu tun, können Sie zum Schluss noch das Gesicht trocken bürsten. Hierfür wird das Gesicht in drei Zonen unterteilt: Stirn und Schläfen bilden eine Partie sowie jeweils eine Wange und eine Hälfte des Kinns. Dann nehmen Sie sich jede Zone individuell vor und massieren sie mit der Bürste. Wenden Sie dabei nicht zu viel Druck an, das kann zu langanhaltenden Rötungen führen. Seien Sie lieber sanft zu Ihrer Haut und spüren Sie, wie Ihr Geist mit der Massage immer aktiver wird. Um Augen und Mundpartie nicht zu reizen, werden diese beim Trockenbürsten ausgelassen. Nach der Massage sollten Sie sich vollkommen wach und ausgeglichen fühlen – Snooze-Alarm und versehentliches Wiedereinschlafen adé!

Waldspaziergang

Sie wissen bereits, warum Bewegung zur Stärkung des Vagus Nervs wichtig ist und Sport zum Alltag gehören sollte. Um Stress abzubauen und erfrischt in den Tag zu starten, reicht jedoch schon ein kurzer Spaziergang- und das am besten in Wald und Feld, denn der frische Sauerstoff, den Sie mit der kalten Morgenluft einatmen, weckt die Lebensgeister und aktiviert den Körper. Besonders früh am Morgen, zwischen 5:30 und 7:30 Uhr, ist es in der Natur am ruhigsten. Auch wenn es anfangs noch schwerfällt, das frühe Aufstehen lohnt sich garantiert! Denn die Natur hat durch ihre bloße Anwesenheit einen positiven Einfluss auf den menschlichen Körper.

Eine Studie des Wissenschaftlers Roger Ulrich bewies bereits 1984, dass der bloße Blick auf einen Baum Patienten nach einer Operation hilft, schneller zu genesen. So brauchten die untersuchten Patienten weniger Schmerzmittel als üblich, weil sie aus ihrem Zimmerfenster direkt ins Grüne blickten. Demnach wirkt sich die Natur auch auf das vegetative Nervensystem aus, welches sich automatisch entspannt, wenn wir uns im Wald befinden. In Japan ist mittlerweile ein echter Hype um diesen Teil der Natur ausgebrochen; Shinrin-yoku, auch Waldbaden genannt, wird als aktive Form der Gesundheitsvorsorge angesehen.

Wenn Sie die Möglichkeit haben, jeden Morgen einen kleinen Spaziergang durch den Wald zu unternehmen, sollten Sie das auf jeden Fall in Ihre Routine einbinden. Wandern Sie dabei auf noch unbekannten Wegen, lassen Sie Ihre Gedanken schweifen und verzichten Sie auf das Hören von Musik, um die entspannenden Geräusche des Waldes am Morgen wahrzunehmen. Sehen, riechen und fühlen Sie den Wald – versuchen Sie, ihn mit allen Sinnen wahrzunehmen und zu schätzen. Sie werden mit jedem tiefen Atemzug merken, wie sich Ängste und Stress von Ihnen lösen und der puren Ausgeglichenheit Platz machen. Der Blutdruck sinkt, der Parasympathikus ist aktiviert und das schier endlose Grün bietet eine willkommene Abwechslung von den sonstigen Kulissen des Lebens. Forscher fanden heraus, dass sich bereits 20 Minuten in der Natur positiv auf uns auswirken! Sollten Sie keinen Wald in der Nähe haben, ziehen Sie einen Spaziergang durch den Stadtpark in Erwägung oder planen Sie regelmäßige Wochenendtrips ins Grüne. Um immer ein Stück Natur in der Nähe zu haben, bieten sich Zimmerpflanzen an. Es gibt viele schöne und pflegeleichte Pflanzen, deren Anblick allein beruhigend und gesundheitsfördernd wirkt. Übrigens: Das saftige Grün der Pflanzen fördert nachweislich auch die eigene Kreativität!

Musik

Musik gehört zu den ältesten Methoden der Menschheit, ihre Gefühle auszudrücken und so zu verpacken, dass andere gerne an ihnen teilhaben. Doch nicht nur das, Musik hat zudem messbaren Einfluss auf unsere Psyche und unser körperliches Wohlbefinden. Das kennen Sie sicher: Hören Sie traurige Musik, wenn Sie sich nicht wohlfühlen, verstärken sich Ihre Emotionen und Sie gehen voll in der melancholischen Stimmung auf. Bei Ihrem Lieblingslied können Sie nicht anders, als aufzuspringen und zu tanzen. Ein Lied, das Sie an eine verstorbene Person oder an einen Expartner erinnert, können

Sie sich kaum bis zum Ende anhören, weil die Töne schmerzhafte Erinnerungen wachrufen. Das allein beweist, welch starke Verbindung wir mit der Musik haben. Wir können Sie deswegen auch nutzen, um uns am Morgen wach zu machen und ein gutes Gefühl zu erhalten. Dafür gibt es sogar extra Morgen-Playlists bei Streaminganbietern oder auf Plattformen wie YouTube, die die Kriterien für wachmachende Musik erfüllen. Die Songs sollten Positivität ausdrücken, sich langsam aufbauen und einen schnellen Beat haben, am besten irgendwo zwischen 100 und 130 BPM (beats per minute). Solche Songs machen garantiert wach und vertreiben jede schlechte Laune am Morgen!

Dann gibt es noch die Art von Musik, die sich zusätzlich direkt auf das vegetative Nervensystem auswirkt und sogar Herz-Kreislauf-Erkrankungen vorbeugen kann. Der Vorreiter ist dabei eindeutig klassische Musik; Studien zufolge senken Symphonien von Bach, Mozart, Corelli und Tartini den Blutdruck und die Herzfrequenz. Gleiches ist jedoch auch teilweise bei Heavy-Metal-Musik zu beobachten. Es muss also nicht immer eine Mozartkomposition sein, die Ihr Nervensystem entspannt. Die positiven Effekte von Musik treten vor allem dann in Erscheinung, wenn Sie sich ganz in ihr "verlieren". Erstellen Sie vielleicht sogar Ihre eigene Morgen-Playlist und gönnen Sie sich jeden Tag mindestens zehn Minuten, in denen Sie einfach nur Musik hören und sich mental auf den Tag vorbereiten.

To-Do-Listen

Wenn am Tag vieles ansteht, kann man sich oft schon morgens überfordert und gestresst fühlen. Das ist fatal, denn dieses Gefühl zieht sich dann durch den ganzen Tag und mit jeder neuen Sache, die erledigt werden muss, erhöht sich der Stresspegel noch mehr. Selbst Kleinigkeiten, wie die Geschirrspülmaschine auszuräumen oder eine E-Mail zu schreiben, können sich dann wie riesige Aufgaben anfühlen und werden immer weiter aufgeschoben.

Ein wirksames Mittel gegen diese regelmäßig aufkommende Ohnmacht der Überforderung ist die gute alte To-Do-Liste. Es mag sich banal und selbstverständlich anhören, aber viele Menschen wissen gar nicht, wie effektiv und therapeutisch das Schreiben einer To-Do-Liste sein kann. Nehmen Sie sich dazu jeden Morgen zwei bis fünf Minuten Zeit und denken Sie intensiv darüber nach, was an diesem Tag alles ansteht und was bis wann erledigt werden muss. Nehmen Sie dann Stift und Papier und schreiben Sie Punkt für Punkt jede Tätigkeit auf. Die To-Dos können Sie dabei aufschreiben, wie sie Ihnen gerade einfallen, oder Sie teilen den Tag in Abschnitte ein und ordnen die Tätigkeiten nach Uhrzeit. Schreiben Sie dabei nicht nur größere Unterfangen auf, sondern auch ein paar Kleinigkeiten wie "Nägel lackieren", "Blumen gießen" oder "Mama anrufen". Warum solche kleinen Aufgaben aufgeschrieben werden sollten? Weil sie den Tageseinstieg erleichtern! Wenn Sie direkt nach dem Frühstück eine der Kleinigkeiten schnell erledigen, können Sie bereits früh am Tag eine Sache auf der To-Do-Liste abhaken. Dadurch werden Glückshormone ausgeschüttet und Sie sind automatisch motivierter, noch mehr zu erledigen, ganz nach dem Motto "Jetzt habe ich das schon geschafft, dann kann ich auch gleich noch dies und das erledigen". So tricksen Sie sich quasi selbst aus und die Gefahr, dass Sie mitten am Tag die Motivation verlieren und Dinge aufschieben, ist nicht mehr so groß.

Abgesehen von täglichen To-Do-Listen können auch die Aufgaben einer ganzen Woche zusammengefasst aufgeschrieben werden. Die Befriedigung, die das Abhaken der Liste hervorruft, wirkt sich positiv auf das Gemüt aus und sorgt dafür, dass Ihr vegetatives Nervensystem nicht mehr mit einer Menge Stress überfordert ist. Dieser wird nämlich Stück für Stück abgebaut mit jeder Sache, die Sie abhaken können. Überfordern Sie sich aber nicht – auch wenn es Sinn macht, große Aufgaben in kleinere Abschnitte zu unterteilen, sollte die Liste nicht allzu lang werden. Denn sonst kommt das Gefühl der

Überforderung wieder auf. Setzen Sie sich lieber realistische Ziele und gehen Sie die Aufgaben rational an. Selbst, wenn Sie einmal nicht alles auf der Liste schaffen, ist das kein Problem, schließlich wird am nächsten Morgen eine neue Liste erstellt. Sie werden bald merken, dass diese Angewohnheit Sie zufriedener und organisierter macht und sich emotionaler Druck besser auflösen wird.

ABENDÜBUNGEN

Abend und Nacht sind die Zeit, in der sich der Mensch am verwundbarsten fühlt. Die dunklen Stunden werden vom Körper genutzt, um die am Tag erlebten Ereignisse unterbewusst zu verarbeiten und sich von den Strapazen des Alltags zu erholen. Fällt es uns schwer, ruhig zu schlafen und die Energiereserven des Körpers wieder aufzuladen, kommt auch das vegetative Nervensystem aus dem Gleichgewicht. Die folgenden Techniken helfen Ihnen dabei, sich für eine erholsame Nacht vorzubereiten und einen tiefen Schlaf zu bekommen. Auch Ängste, Depressionen und Schmerzen lassen sich durch entspannende Abendrituale lindern und unterstützen zusätzlich den Nervus Vagus.

Stretchingroutine

Ein ausgiebiges Stretching und beruhigende Posen am Abend sind eine gute Methode, das Nervensystem und den ganzen Organismus ins Gleichgewicht zu bringen. Verspannungen werden dadurch gelockert, Sie können freier atmen und der ganze Ballast des Tages fällt von Ihren Schultern. Die folgende Stretchingroutine eignet sich besonders gut für den Abend – erstellen Sie bestenfalls ihre eigene Routine, indem Sie die hier vorgestellten Übungen in Ihre eigene integrieren und dazu jene nehmen, die Ihnen aus dem Yoga bekannt sind und gefallen. Natürlich können Sie die Routine auch immer wieder verändern oder jeden Abend ein paar verschiedene Posen ausprobieren. Wie auch immer Sie dieses abendliche Ritual gestalten, sorgen Sie in jedem Fall für eine ruhige Atmosphäre, dimmen Sie das Licht und führen Sie die Bewegungen auf einer weichen Oberfläche aus. Diese Übungen dienen nicht dazu, Kräfte für den Tag zu sammeln oder Konzentration hervorzurufen – es geht einzig und allein darum, dem Körper das "Herunterfahren" mit bestimmten Posen zu erleichtern, um guten Schlaf zu garantieren.

Begeben Sie sich auf ein weiches Sofa oder, noch besser, direkt in Ihr Bett. Legen Sie sich gerade auf den Rücken und beugen Sie ein Knie zum Oberkörper, bis Sie es mit beiden Händen zu sich an die

Brust ziehen können. Entspannen Sie dabei die Schultermuskulatur und halten Sie das Knie für etwa 30 Sekunden. Das Gleiche wiederholen Sie dann noch mit dem anderen Knie. Als Nächstes können Sie beide Knie an die Brust ziehen und sie dann auf die linke Seite fallen lassen, während Sie beide Arme im 90 Gradwinkel ablegen und den Kopf auf die rechte Seite drehen. Halten Sie auch diese Position für 20 bis 30 Sekunden und atmen Sie tief ein und aus, während sich Ihr Rückgrat streckt. Mithilfe der Bauchmuskeln ziehen Sie die Knie wieder an die Brust und wiederholen das Ganze auf der rechten Seite, mit dem Kopf nach links.

Jetzt werden Push-Ups gemacht, aber keine Sorge, nicht die schweißtreibende Variante. Legen Sie sich auf den Bauch, strecken Sie beide Beine von sich und heben Sie langsam den Oberkörper an. Der Unterbauch und die Hüfte bleiben dabei unten, Arme, Beine, Brust und Kopf heben vom Bett ab. Halten Sie diese Position so lange wie möglich, bevor Sie sich wieder normal hinlegen und eine neue Runde starten.

Nun sind die Schultern an der Reihe. Legen Sie sich auf den Rücken, heben Sie Kopf und Schultern an und stützen Sie den Oberkörper mit den Ellenbogen, die Hände liegen flach und breit. Ziehen Sie nun den Kopf nach hinten und halten Sie die Position, während sich die Nackenmuskulatur entspannt.

Zum Schluss bringen Sie Ihren Körper wieder in

die liegende Position. Dabei sollten Ihre Füße in Richtung einer Wand stehen. "Klettern" Sie nun mit den Füßen die Wand entlang, sodass am Ende Ihre Beine komplett ausgestreckt gegen die Wand lehnen. Stützen Sie den Oberkörper mit den Ellenbogen und heben Sie, wenn möglich, die Hüfte etwas an. So wird die Blutzirkulation reguliert und der hintere Rücken wird entspannt. Und jetzt: Licht aus und gute Nacht! Diese Stretchingübungen eignen sich übrigens auch super als Routine nach dem Sport, um Muskelkater vorzubeugen! Das Ganze dauert zwar nur fünf bis zehn Minuten, aber Sie werden merken, dass Sie deutlich schneller einschlafen werden als sonst.

Tagebuch führen

Vielleicht kennen Sie es noch aus Kindheitstagen; das Tagebuchführen. Diese Methode der Selbstreflexion ist jedoch nicht nur etwas für Kinder und Jugendliche, sondern sie hilft auch Erwachsenen dabei, ihre Emotionen zu verarbeiten. Ein Tagebuch zu führen ist eine sehr persönliche Angelegenheit und sollte keineswegs belächelt werden. Dabei vertrauen Sie sich quasi einer Person an, ohne jemandem wirklich ins Gesicht schauen zu müssen. So wird Gefühlsbalast abgearbeitet und Ängste werden überwunden, gleichzeitig halten Sie schöne Erinnerungen fest und stärken damit das Gedächtnis. Durch das Ausschütten negativer Gedanken löst sich Stress auf und die Aktivität des Sympathikus wird heruntergefahren. Es lohnt sich also, das Schreiben von Tagebucheinträgen in die abendliche Routine einzubinden. Schreiben Sie in ein Notizbuch oder einfach auf einen Zettel das Datum des Tages und beginnen Sie einfach, drauf los zu schreiben. Dabei können Sie sehr detailliert vorgehen und anfangen mit, „Liebes Tagebuch, heute gab es zum Frühstück...", dann gehen Sie den Tag Schritt für Schritt durch und beschreiben ihn. Ist Ihnen das zu genau, können Sie sich auch einfach auf die wichtigsten Erlebnisse fokussieren – alles ist komplett Ihnen überlassen! Gehe Sie am besten vor allem auf Ihre Gefühle während bestimmter Situationen ein. Wie haben Sie sich gefühlt, als heute dieses oder jenes geschehen ist? Wann waren Sie heute am glücklichsten? Was hat Sie aufgeregt? Welcher glückliche Zufall oder welches langweilige Telefonat hat sich ereignet? Wen haben Sie getroffen, über was haben Sie sich unterhalten? Über all diese Fragen nachzudenken und sie niederzuschreiben, hilft dem Gehirn immens dabei, den Tag zu rekapitulieren und Ereignisse zu verarbeiten. Danach fühlen Sie sich wahrscheinlich etwas erschöpft, aber auch erleichtert. Denn diverse Ängste, die sich vielleicht über den Tag angestaut haben, erscheinen auf dem Blatt Papier auf einmal gar nicht mehr so schlimm. Das Erinnern an positive Geschehen sendet noch einmal Glückshormone durch den Körper und es wird Ihnen dann einfacher fallen, festen Schlaf zu finden. Sie sehen, das Tagebuch ist eine echte Wunderwaffe!

Gewichtsdecke

Gewichtsdecken bzw. sensorische Decken helfen effektiv bei Schlafproblemen und Unruhe und werden auch erfolgreich bei Depressionen, Angst- und Zwangsstörungen eingesetzt. Sogar die Therapie von Entwicklungsstörungen wie Autismus oder ADHS bei Kindern und Erwachsenen wird mit Gewichtsdecken unterstützt. Dabei handelt es sich, wie der Name bereits verrät, um eine Decke mit zusätzlichem Gewicht, das je nach Belieben variiert. Der dadurch entstehende Tiefendruck entspannt die Gelenke, Muskeln, Sehnen und Nerven durch eine „Deep Pressure Touch Stimulation". Die eigene Körperwahrnehmung stabilisiert sich, was vor allem bei Angstzuständen und Stress hilft, negative Gefühle werden dafür nicht mehr vermehrt wahrgenommen.

Das Schlafhormon Melatonin und das Glückshormon Serotonin werden unter der Decke erhöht produziert, der Cortisolspiegel, der für die Empfindung von Stress verantwortlich ist, wird verringert. Unter einer Gewichtsdecke fühlt man sich richtig geborgen und von der Welt geschützt, ein bisschen so, als wäre man wieder ein Baby in den Armen seiner Mutter. Das Nervensystem kann sich vollkommen entspannen und der Schlaf wird friedlicher – damit steigt die Lebensqualität. Nicht nur fürs Schlafen kann die Gewichtsdecke genutzt werden, auch zum Relaxen auf der Couch oder am Arbeitsplatz führt Sie zu sofortiger Entspannung. Wenn Sie sich ganz mit der Decke umwickeln, wird auf jedes Körperteil gleich viel Druck ausgeübt, sodass überall Muskeln gelockert und Schmerzen gelindert werden.

Das Gewicht einer solchen therapeutischen Decke sollte ca. 10 % des Körpergewichts betragen. Es gibt sogar Modelle, die extra kühlen und sich auch für den Sommer eignen. Schauen Sie sich einfach einmal um und finden Sie heraus, welches Modell Sie anspricht. Sie werden es nicht bereuen!

10 Seiten

Jeder kann es, trotzdem tun es die meisten nicht oft genug: lesen. Langweilige Schullektüren haben wohl vielen die Lust am Lesen dauerhaft genommen, dabei gehört es zu den entspannendsten und gleichzeitig spannendsten Hobbys! Um G. R. R. Martin, den Schaffer der “Das Lied von Eis und Feuer“-Saga, zu zitieren: „Ein Verstand braucht Bücher, wie ein Schwert den Schleifstein“.

Bücher vermitteln nicht nur Wissen und machen uns emphatischer, Sie helfen uns auch dabei, für ein paar Minuten aus der realen Welt auszutreten und uns in einer anderen Welt zu verlieren. Ob Krimi, Fantasy, Liebesroman oder Sachbuch, für jeden gibt es mindestens ein Genre, das ihm Spaß macht und gut unterhält. Noch wichtiger ist aber, dass das Lesen uns auch einiges an Stress nimmt. Durch das Eintauchen in eine Geschichte oder einen Sachtext wird das Gehirn von negativen Emotionen abgelenkt und es fällt uns leichter, Abstand von Problemen zu nehmen und sie rational zu überdenken. Zusätzlich verbessert das Lesen nachweisbar das Gedächtnis, den Wortschatz, die Aufmerksamkeit, die Konzentrationsfähigkeit und die Kreativität. Nur Vorteile also! Wenn Ihnen das Lesen schwerfällt, versuchen Sie als Erstes, herauszufinden, was Ihnen gefällt. Lassen Sie sich dafür in einer Buchhandlung beraten oder stöbern Sie einfach selbst ein wenig. Machen Sie es dann zum Ritual, jeden Abend vor dem Einschlafen mindestens zehn Seiten zu lesen. Das ist nicht viel, aber besser als nichts! Schließlich sind das in der Woche 70 Seiten, im Monat schon knapp ein ganzer Roman... Vor dem Schlafengehen noch lange aufs Handy oder Tablet zu starren oder Fernsehen zu sehen, beansprucht die Augen extrem, das Gehirn bekommt weiter Signale zum Wachbleiben und das Licht der Bildschirme behindert ein entspanntes Gleiten in die Ruhephasen. Ein paar Seiten zu lesen, kann die Augen auch beanspruchen, macht aber auf eine gute Art müde und schadet ihnen nicht. Natürlich können Sie auch Magazine oder Zeitungen lesen! Halten Sie sich nur immer an das kleine Ziel: mindestens 10 Seiten. Es werden garantiert mehr!

Aromatherapie

Als letzten Tipp möchte ich Ihnen noch die Aromatherapie empfehlen, bei der ich anfangs ebenfalls skeptisch war, doch dann merkte, wie schnell Sie mir beim Vagus-Training geholfen und mich gelassener gemacht hat.

Ziel der Aromatherapie ist es, mithilfe von duftenden Pflanzenessenzen den Körper und die Seele zu heilen. Die dabei eingesetzten ätherischen Öle sind vollkommen natürlich und enthalten viele gesundheitsfördernde Inhaltsstoffe wie Aldehyde, Ketone, Estern oder organische Säuren. Wichtig für eine erfolgreiche Aromatherapie ist natürlich der Geruchssinn, über den die Düfte direkt ins limbische System des Gehirns gelangen und dann durch die starke Sinnesreizung Impulse losschicken. Das Einatmen der ätherischen Öle wirkt auch auf innere Organe, wenn die freigesetzten Inhaltsstoffe über die Schleimhäute in die Blutbahn und in den kompletten Organismus gelangen.

Die Gerüche können Reflexe auslösen, die den Vagus dazu bringen, die Magensaftsekretion anzuregen, und sind daher gut für die Verdauung und als Appetitanreger geeignet. Dazu erzielen sie eine antibakterielle und entzündungshemmende Wirkung, regen die Durchblutung an, helfen beim Entkrampfen und entspannen den Körper über die Sinneswahrnehmung quasi im Unterbewusstsein, also auf sehr tiefer Ebene. Der Parasympathikus wird dabei extrem stimuliert.

Es gibt viele Methoden, die Öle effektiv einzusetzen. Darunter sind besonders Massagen, Raumbeduftung, Dampfinhalation und aromatische Bäder beliebt. Mit etwas Recherche ist es leicht, herauszufinden, welche Pflanzenessenzen am besten für Ihre Beschwerden geeignet sind.

Leiden wie Depressionen, Unruhe oder Panikattacken, die den Vagus Nerv betreffen, kann mithilfe von Rosen-, Lavendel- und Geranienduft entgegengewirkt werden. Auch Bergamotte, Jasmin und Salbei heben die Stimmung.

Gegen Verdauungsprobleme wie Verstopfungen und Blähungen hilft ätherisches Ingwer-, Pfefferminz- oder Fenchelöl, das verdünnt mit Lotion in den Bauch einmassiert werden kann oder auf einen warmen Waschlappen aufgetragen als Kompresse seine Wirkung entfaltet.

Stark antibakteriell und damit den Vagus Nerv bei der Bekämpfung von Entzündungen unterstützend wirken Eukalyptus, Kamille, Kiefer, Teebaum, Wacholder, Sandelholz und Zitronengras.

Die Öle können in Form von Dampfbädern inhaliert werden. Dafür werden sie einfach in eine Schüssel mit heißem Wasser gemischt, über die man dann seinen Kopf neigt und ein Handtuch über sich legt.

Die gesundheitsfördernden Stoffe werden dann inhaliert und entfalten schnell ihre Wirkung. Achten Sie bei dieser Methode jedoch darauf, die Augen zu schließen, da die Schleimhäute dort sehr empfindlich sind.

Vagus-Übungen in Kombination mit Sinnesreizungen wie der Aromatherapie bewirken echte Wunder beim Bekämpfen von Ängsten und Schmerzen.

Schlusswort

Ich bedanke mich herzlich bei Ihnen dafür, dass Sie mein Buch gelesen haben. Meine Hoffnung ist, dass Sie etwas über den Vagus Nerv gelernt und für sich selbst erkannt haben, was für eine große Rolle er in unser aller Leben spielt. Ich bin der Meinung, dass er eine Art „stiller Held" in unserem komplexen und fantastischen Körper ist und dass ihm viel mehr Aufmerksamkeit zukommen sollte.

Noch vor ein paar Jahren hätte ich nicht geglaubt, dass das Auseinandersetzen mit meinem Nervensystem mir irgendetwas in meinem Leben bringen würde. Schließlich hatte ich schon so vieles ausprobiert, das mir auf lange Sicht doch nie geholfen hat, und ich hatte die Hoffnung fast aufgegeben. Ich war genervt davon, ständig neue Medikamente verschrieben zu bekommen, und plagte mich mit deren Nebenwirkungen herum. Über Sprüche wie, „Geh mir nicht auf die Nerven", oder, „Ich bin völlig fertig mit den Nerven", habe ich nie wirklich nachgedacht. Wer tut das schon?

Jetzt weiß ich, dass ohne unsere Nerven und vor allem ohne den Selbstheilungsnerv Vagus rein gar nichts funktionieren würde. Wie ich am Anfang bereits erzählt habe, habe ich eine sehr dunkle Zeit hinter mir, an die ich heute zum Glück nicht mehr oft zurückdenke.

Manchmal muss ich es aber doch tun, um mir vor Augen zu halten, welches Glück ich habe, alles überstanden zu haben.

Ich habe gelernt, auf meinen Körper zu achten, und damit nicht nur meine äußeren, sondern auch meine inneren Schmerzen geheilt. Es war harte Arbeit und dauerte seine Zeit. Doch der Gedanke an meinen Vagus Nerv hat mich dabei immer wieder ermutigt, ich dachte: Da steckt dieser kleine Wunder-Nerv in mir drin, der von Kopf bis Fuß fast alles in mir steuert – wenigstens ihm schulde ich es, mich wieder aufzurappeln und vor den Schmerzen nicht zu rekapitulierten.

Die Übungen, die meinen Vagus wieder aktiviert haben, haben mein ganzes Leben wieder aktiviert und ich bin heute eine ausgeglichene und fröhliche Person. Früher habe ich oft sensibel und gereizt auf Sachen reagiert, die mir nicht in den Kram passten. Ich habe mich schnell angegriffen gefühlt und war durch meine Schlafprobleme ständig ausgelaugt. Dank der Vagus-Übungen bin ich nun viel resilienter und von Grund auf entspannt.

Ich schätze die Menschen um mich herum, lasse mich auf Neues ein, habe Spaß an vielen Dingen. Mein Schlafrhythmus hat sich wieder komplett eingependelt, ich habe keine Panikattacken mehr und keine Entzündungen. Vor allem die Atemtechniken und gemeinsames Meditieren und Yoga mit Freunden haben mir meinen inneren Frieden zurückgegeben. Weil ich jetzt regelmäßig Fahrrad fahre und weiß, wie ich meinen Parasympathikus beim Entspannen des Körpers unterstützen kann, fällt es mir viel leichter, Probleme anzugehen und lange konzentriert zu bleiben.

Natürlich wird es trotzdem manchmal stressig oder ich habe negative Gedanken, das lässt sich nicht vermeiden – doch davon lasse ich mich nicht unterkriegen, jetzt, wo auch meine körperlichen Beschwerden verschwunden sind.

Ein solches Erfolgsgefühl wünsche ich auch Ihnen, lieber Leser bzw. liebe Leserin. Trainieren Sie Ihren Vagus Nerv und spüren Sie bald selbst, wie stark Ihre Selbstheilungskräfte wirklich sind!

Am Ende möchte ich Sie gerne noch einmal darauf hinweisen, dass es mir sehr viel bedeuten würde, wenn Sie mir eine Rezension hinterlassen würden. Über positives oder anregendes Feedback würde ich mich wirklich freuen. Vielen Dank und viel

Erfolg auf Ihrer Reise hin zu einem glücklicheren Leben!

Quellenangabe

- Gehirn und Lernen, „Das Nervensystem"
- www.gehirnlernen.de/gehirn/das-nervensystem/
- Autonom Health, „Das Wunder „Vagus" "
- www.autonomhealth.com/blog/das-wunder-vagus/
- Dr.Gumpert, Anatomie Lexikon, „Nervus Vagus"
- www.dr-gumpert.de/html/nervus_vagus.html
- Christopher Bergland, Psychology Today, „Vagus Nerve Stimulation Dramatically Reduces Inflammation"
- www.psychologytoday.com/intl/blog/the-athletes-way/201607/vagus-nerve-stimulation-dramatically-reduces-inflammation?amp
- Susanne Hake, „Nervus Vagus – Der Selbstheilungsnerv?"
- osteopathie-psychotherapie.de/nervus-vagus-der-selbstheilungsnerv/
- Medical News Today, Tom Seymour, „Every-

thing you need to know about the vagus nerve"

- www.medicalnewstoday.com/articles/318128
- Jameda, Robert Kastenberger, „Welche Bedeutung hat der Vagusnerv für Gesundheit und Krankheit?"
- www.jameda.de/gesundheit/psyche-nerven/der-vagus-nerv-und-seine-bedeutung-fuer-die-gesundheit/
- Marion Keller, „Seelische Krisen und psychische Erkrankungen bei Jugendlichen und jungen Erwachsenen"
- www.dvgp.org/themen-engagement/jugend-und-seelische-gesundheit/erkrankungen-bei-jugendlichen.html
- Aerzteblatt, „Immer mehr junge Menschen sind psychisch krank"
- www.aerzteblatt.de/nachrichten/98725/Immer-mehr-junge-Menschen-sind-psychisch-krank
- Live Science, Katherine Gould, „The Vagus Nerve: Your Body's Communication Superhighway"
- www.livescience.com/vagus-nerve.html
- Maike Hoyer, „Stressfrei durch Vagus-Übungen"
- heilpraktikerin-vitaltrainerin-hoyer.de/stressfrei-durch-vagus-uebungen/?cn-reloaded=1
- Ketose Portal, „Wie dein Nervus Vagus Entzündungen beeinflusst"

- ketoseportal.de/nervus-vagus-entzuendungen/
- Universität Zürich, „Effekte von Ohr-Akupunktur auf die Aktivität des Nervus vagus“
- www.psychologie.uzh.ch/de/bereiche/hea/klipsypt/Forschung/StressGrundlagenforschung/ohrakupunktur.html
- Deutsche Ärztegesellschaft für Akupunktur e.V., „Wie wirkt Akupunktur?“
- www.daegfa.de/PatientenPortal/Akupunktur.Wie_wirkt_Akupunktur.aspx
- Monkeyfit, „Wie Du Deinen Vagus Nerv stimulierst“
- www.monkeyfit.de/vagusnerv-stimulieren
- Mediale Gesundheit, „Die Verbindung zwischen Darm und Gehirn“
- www.medialegesundheit.de/2019/03/06/darm-und-gehirn/
- Tiroler Kräuterhof, „Aromatherapie: Heilen mit duftenden Essenzen“
- www.tiroler-kraeuterhof.com/magazin/aromatherapie/
- Psychology Today, Christopher Bergland, „Vagus Nerve Stimulation Dramatically Reduces Inflammation“
- www.psychologytoday.com/intl/blog/the-athletes-way/201607/vagus-nerve-stimulation-dramatically-reduces-inflammation?amp

- Wikipedia, „Acetylcholin"
- wikipedia.org/wiki/Acetylcholin
- Mental Floss, Jordan Rosenfeld, „9 Fascinating Facts About the Vagus Nerve"
- www.mentalfloss.com/article/65710/9-nervy-facts-about-vagus-nerve
- Hinterländer Anzeiger, „Besser schlafen mit einem ruhigen Herzen – Der Vagus-Nerv"
- www.shinrin.de/besser-schlafen-mit-einem-ruhigen-herzen-der-vagus-nerv/
- Verywell Health, Richard. N. Fogoros, „Anatomy of the Vagus Nerve"
- www.verywellhealth.com/vagus-nerve-anatomy-1746123
- NDR, Britta Probol und Stefanie Lambernd, „Probiotika und Präbiotika: Gutes für den Darm"
- www.ndr.de/ratgeber/gesundheit/Probiotika-und-Praebiotika-Darmflora-aufbauen,darmgesundheit100.html
- Herz-Kreislauf-Zentrum Groß Gerungs, „Beruhigung fürs Herz über den Vagusnerv"
- www.herz-kreislauf.at/herzblog/xundheits-tipps/tipp/beruhigung-fürs-herz-über-den-vagusnerv
- Spektrum, Daniela Zeibig, „Asthma als Erkrankung des Nervensystems"
- www.spektrum.de/news/asthma-als-

erkrankung-des-nervensystems/1301725

- Cardio guide, „Das Herz-Kreislauf-System“
- www.cardio-guide.com/anatomie/herz-kreislauf-system/
- Heilpraxis, Alfred Domke, „Bluthochdruck: Wenn Arzneimittel den Blutdruck nicht senken“
- www.heilpraxisnet.de/naturheilpraxis/bluthochdruck-wenn-arzneimittel-den-blutdruck-nicht-senken-20160628704 28
- Grundkurs ekg, Physiologische Grundlagen 2, „Einfluß des vegetativen Nervensystems“
- www.grundkurs-ekg.de/physiologie/physiologie2.htm
- Soft-skills, „Der Parasympathikus und seine Rolle im Kontext von Stress/Entspannung“
- www.soft-skills.com/parasympathikus-stress-entspannung/
- Mein Weg aus der Angst, „13 wirksame Übungen und Tipps zum Aktivieren und Stimulieren Deines Vagus-Nervs“
- www.meinwegausderangst.de/vagusnerv-stimulation-uebungen/#tab-con-6
- Universitätsklinikum Münster, „Vagusnerv-Stimulation: Neue Therapiemöglichkeit gegen behandlungsresistente Depressionen“

- www.ukm.de/index.php?id=vollstaendiger_artikel&tx_news_pi1%5Bnews%5D=8208&tx_news_pi1%5Bcontroller%5D=News&tx_news_pi1%5Baction%5D=detail&cHash=5520d391eb721e6655da449dbcbc8272
- Functional Basics, Carsten Wölffling, „Wie stimulierst du deinen Vagusnerv?“
- www.functional-basics.de/vagusnerv-stimulieren/
- „Atemübungen“, Valeria Dahm, www.netdoktor.de/therapien/atemuebungen/
- „8 leichte Übungen der Atemgymnastik“, Julia Worischek, www.gesundheit.de/fitness/fitness-uebungen/atemuebungen
- „Yoga bei Angst und Panikattacken – mit 3 Asanas“, Dr. Maria Wolke, www.yogaeasy.de/artikel/yoga-bei-angst-und-panikattacken-mit-asanas
- „Was ist ein Mantra? Bedeutung und Wirkung“, Lotuscrafts, www.lotuscrafts.eu/blogs/blog/mantra-bedeutung-und-wirkung?lang=en

- „Fußreflexzonenmassage selber machen: Anleitung", Susanne Faller, www.desired.de/luxus/wellness/fussreflexzonenmassage-selber-machen-anleitung/
- „Obst und Gemüse – was steckt drin", 5 am Tag, www.5amtag.de/wissen/obst-und-gemuese-was-steckt-drin/
- „Probiotika", Martina Feichter, www.netdoktor.de/ernaehrung/probiotika/
- Utopia, „Wald und Gesundheit: 8 erstaunliche Fakten", www.utopia.de/sponsored-content/wald-gesundheit-8-fakten/
- „Progressive Muskelentspannung – Anleitung", Dr. Kathleen Küsel, www.netdoktor.de/stress/progressive-muskelentspannung-anleitung/
- „Progressive Muskelentspannung nach Jacobsen", Tanja Pöpperl, www.apotheken-umschau.de/Entspannung/Progressive-Muskelentspannung-nach-Jacobson-329945.html
- „Entspannungsverfahren: Progressive Muskelentspannung", Neurologen und Psychiater im Netz, www.neurologen-und-psychiater-im-netz.org/psychiatrie-psychosomatik-psychotherapie/therapie/entspannungsverfahren/progressive-muskelentspannung/

- „Trockenbürsten – Ergänzung zur basischen Körperpflege“, Das Basenbad
- www.das-basenbad.de/trockenbuersten
- „Heilkraft der klassischen Musik: Bach und Mozart gegen Bluthochdruck“, aerzteblatt, www.aerzteblatt.de/archiv/152514/Heilkraft-der-klassischen-Musik-Bach-und-Mozart-gegen-Bluthochdruck
- „Easy 5-10 Minute Stretches Before Bedtime“, Radice, radicesleep.com/blogs/magazine/easy-5-10-minute-stretches-before-bedtime

Haftungsausschluss

Die Umsetzung aller enthaltenen Informationen, Anleitungen und Strategien dieses Buchs erfolgt auf eigenes Risiko. Für etwaige Schäden jeglicher Art kann der Autor aus keinem Rechtsgrund eine Haftung übernehmen. Für Schäden materieller oder ideeller Art, die durch die Nutzung oder Nichtnutzung der Informationen bzw. durch die Nutzung fehlerhafter und/oder unvollständiger Informationen verursacht wurden, sind Haftungsansprüche gegen den Autor grundsätzlich ausgeschlossen. Ausgeschlossen sind daher auch jegliche Rechts- und Schadensersatzansprüche. Dieses Werk wurde mit größter Sorgfalt nach bestem Wissen und Gewissen erarbeitet und niedergeschrieben. Für die Aktualität, Vollständigkeit und Qualität der Informationen übernimmt der Autor jedoch keinerlei Gewähr. Auch können Druckfehler und Falschinformationen nicht vollständig ausgeschlossen werden. Für fehlerhafte Angaben vom Autor können keine juristische Verantwortung sowie Haftung in irgendeiner Form übernommen werden.

Urheberrecht

Alle Inhalte dieses Werkes sowie Informationen, Strategien und Tipps sind urheberrechtlich geschützt. Alle Rechte sind vorbehalten. Jeglicher Nachdruck oder jegliche Reproduktion - auch nur auszugsweise - in irgendeiner Form wie Fotokopie oder ähnlichen Verfahren, Einspeicherung, Verarbeitung, Vervielfältigung und Verbreitung mit Hilfe von elektronischen Systemen jeglicher Art (gesamt oder nur auszugsweise) ist ohne ausdrückliche schriftliche Genehmigung des Autors strengstens untersagt. Alle Übersetzungsrechte vorbehalten. Die Inhalte dürfen keinesfalls veröffentlicht werden. Bei Missachtung behält sich der Autor rechtliche Schritte vor.

© Janette Meerer
2020
1. Auflage
Alle Rechte vorbehalten.
Nachdruck, auch in Auszügen, nicht gestattet.
Kein Teil dieses Werkes darf ohne schriftliche Genehmigung des Autors in irgendeiner Form reproduziert, vervielfältigt oder verbreitet werden.
Kontakt: Ilona Wippich, Friedensring 17, 39326 Zielitz
E-Mail: iw101112@gmail.com
Icongestaltung: Freepick - www.flaticon.com
Covergestaltung: Fiverr - Lauria

Printed in Poland
by Amazon Fulfillment
Poland Sp. z o.o., Wrocław

75361248R00087